LA
SÉROTHÉRAPIE PRÉVENTIVE
DE LA DIPHTÉRIE

SON ÉTAT ACTUEL — SES INDICATIONS

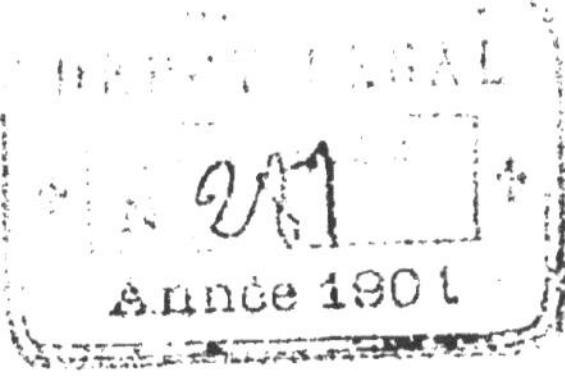

PAR

Le Dr Lucien MATHÉ

Ancien externe des hôpitaux de Paris

Médaille des épidémies (Diphtérie, 1900)

PARIS

G. STEINHEIL, ÉDITEUR

2, RUE CASIMIR-DELAVIGNE, 2

1901

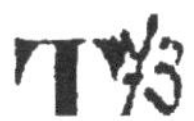

LA

SÉROTHÉRAPIE PRÉVENTIVE DE LA DIPHTÉRIE

SON ÉTAT ACTUEL — SES INDICATIONS

HAVRE — IMPRIMERIE A.-G. LEMALE — HAVRE

LA SÉROTHÉRAPIE PRÉVENTIVE DE LA DIPHTÉRIE

SON ÉTAT ACTUEL — SES INDICATIONS

PAR

Le Dr Lucien MATHÉ
Ancien externe des hôpitaux de Paris
Médaille des épidémies (Diphtérie, 1900)

PARIS
G. STEINHEIL, ÉDITEUR
2, RUE CASIMIR-DELAVIGNE, 2
1901

A MA MÈRE ET A MON PÈRE

Témoignage de reconnaissance et d'affection.

A MA GRAND'MÈRE

A TOUS MES PARENTS

A MES MEILLEURS AMIS

Albert GERME, Georges QUENTIN, Pierre LECORNU,
Henri LE ROUX

A MES MAITRES

A MON PRÉSIDENT DE THÈSE

MONSIEUR LE PROFESSEUR DIEULAFOY

Professeur de clinique médicale à la Faculté de médecine
Médecin de l'Hôtel-Dieu
Membre de l'Académie de médecine
Commandeur de la Légion d'honneur.

LA

SÉROTHÉRAPIE PRÉVENTIVE DE LA DIPHTÉRIE

SON ÉTAT ACTUEL — SES INDICATIONS

INTRODUCTION

Pendant l'année 1900, ayant l'honneur d'être externe dans le service de M. le Dr Guinon, une épidémie de diphtérie éclata à l'hospice de la Salpêtrière, dans la section Esquirol.

M. le Dr Napias, directeur général de l'Assistance publique, délégua M. le Dr Guinon pour aider M. le Dr Voisin dans le traitement des malades et la discussion des mesures à appliquer, et lui demanda de désigner un de ses élèves pour le seconder en ce surcroît d'occupation hospitalière.

Notre excellent maître voulut bien nous choisir pour accomplir cette tâche; c'est de cette façon que nous avons pu suivre en détail et étudier de près cette épidémie, dont la relation suivie d'une discussion sur l'action du sérum préventif dans la diphtérie nous a paru susceptible de constituer un intéressant sujet pour notre thèse inaugurale.

Mais avant d'en aborder l'étude, il nous est un très agréable devoir à remplir : nous sommes heureux d'adresser ici l'expression de notre vive reconnaissance et nos sincères remerciements à tous nos maîtres qui nous ont aidé de leurs savantes leçons et de leurs bienveillants conseils.

Nous saluons respectueusement la mémoire de M. le professeur GERME, d'Arras, qui dirigea nos débuts dans la médecine avec la sagesse d'un maître, avec la bienveillante affection d'un ami.

A M. le Dr POLAILLON et à M. le Dr GOURAUD, qui nous initièrent l'un à la chirurgie, l'autre à la médecine, nous témoignons notre reconnaissance.

Dans notre court, mais très instructif séjour à l'hôpital Saint-Louis, M. le Dr BALZER sut nous rendre intéressante et agréable l'étude des affections cutanées : nous lui en gardons un souvenir reconnaissant.

Avec M. le professeur SCHWARTZ, nous avons appris non seulement la pratique de l'antisepsie et de l'asepsie, mais l'art plus délicat de faire un diagnostic chirurgical et de savoir parfois recourir à l'abstention comme moyen thérapeutique : qu'il veuille bien recevoir ici un témoignage tout particulier de notre profonde gratitude.

M. le Dr LABADIE-LAGRAVE nous reçut dans son service avec une exquise amabilité qu'il n'a cessé de nous témoigner : nous l'en remercions bien vivement.

Nous avons pu, sous son habile direction, suivre les

heureux effets du traitement médical dans certaines affections des femmes et nous habituer aussi à la pratique de l'électricité.

Que M. le Dr DELPEUCH veuille bien accepter nos sincères remerciements. Nous nous souviendrons avec profit de ses intéressantes causeries dans lesquelles il savait, avec tant d'humour, mettre en parallèle les idées des anciens et nos conceptions actuelles.

A suivre pendant un an le service de M. le professeur GILBERT, nous avons pu profiter des leçons claires et précises, et des bienveillantes explications qu'il avait toujours plaisir à donner sur ces questions si délicates où il est passé maître. Nous le prions d'accepter l'expression de notre profonde reconnaissance, et nous sommes heureux de lui offrir, par avance, nos sincères et chaleureuses félicitations.

M. le Dr BARBIER nous a témoigné trop de bienveillance pour que nous oubliions le temps que nous avons été son externe, et pendant lequel il nous a donné d'excellents conseils au point de vue de l'étude de la médecine et de sa pratique.

Nous devons aussi des remerciements à M. le Dr SOUQUES et à M. le Dr PIGNOL que nous avons eus comme chefs intérimaires, ainsi qu'à M. le professeur LEPAGE qui, en maintes circonstances, nous a témoigné sa bienveillante sollicitude.

Nous sommes également très reconnaissant à M. le Dr PEYRON de l'amabilité et de la sympathie qu'il a toujours eues pour nous pendant qu'il dirigea l'administration de l'Assistance publique.

Que M. le Dr Martin, qui fut notre premier interne, veuille bien agréer nos remerciements pour l'aimable accueil qu'il nous fit à l'Institut Pasteur.

Nous ne saurions oublier non plus combien nous devons à M. le Dr Launay : grâce à lui, nous possédons notre anatomie ; grâce à ses excellentes leçons, nous avons subi avec succès nos premiers examens, et s'il n'a complètement atteint le résultat qu'il nous faisait poursuivre, nous ne lui en sommes pas moins très reconnaissant.

Dans nos derniers mois d'hôpital, nous avons voulu choisir un service de consultation afin de nous exercer à un examen rapide des malades suivi d'une prescription médicale. Nous ne pouvions trouver meilleur service que celui de M. le Dr Bruhl. Toujours prêt à contrôler nos diagnostics, M. Bruhl surveillait avec bienveillance nos prescriptions. Nous lui adressons l'expression de notre sincère reconnaissance. Nous le remercions aussi d'avoir bien voulu nous confier le soin d'une quinzaine de malades que nous avons eu plaisir à suivre et à traiter pendant cinq mois, d'autant que nous avons pu constater une réelle amélioration de leur état.

C'est pendant un remplacement que nous avons connu M. le Dr Guinon ; nous sommes heureux d'avoir réalisé le désir que nous eûmes alors d'être son élève. Nous avons passé auprès de lui une année qui pour nous a été des plus agréables, des plus intéressantes et des plus instructives. Nous lui adressons l'expression de notre profonde gratitude et l'hommage de notre reconnaissance pour les témoignages de sympathie qu'il nous a prodigués.

Au cours de notre année d'externat chez M. le professeur Dieulafoy, nous avons reçu de M. Caussade et de M. Apert, d'excellentes notions de bactériologie et d'anatomie pathologique : nous leur en exprimons tous nos remerciements. C'est là aussi que M. le Dr Rénon nous apprit à faire l'examen minutieux des malades, nous préparant ainsi à mieux profiter des enseignements du maître. Nous l'en remercions vivement et nous sommes heureux de lui renouveler nos félicitations pour le succès justement mérité qui vient de couronner ses travaux.

Que notre maître, M. le professeur Dieulafoy, veuille bien agréer nos sentiments de gratitude pour la bienveillance qu'il nous a toujours témoignée et pour le profit que nous retirerons dans notre carrière médicale de ses brillantes leçons cliniques et du solide enseignement qu'il donne chaque matin au lit du malade. Il nous fait aujourd'hui un nouvel honneur en acceptant la présidence de notre thèse : nous y sommes particulièrement sensible et nous le prions de bien vouloir agréer nos vifs remerciements.

AVANT-PROPOS

Sauf de rares exceptions, tout le monde est d'accord aujourd'hui pour trouver au sérum antidiphtérique une action bienfaisante et rapide quand son intervention n'est pas survenue trop tard. Mais les avis sont encore pour le moins partagés quand on parle de la prophylaxie par le sérum.

Son action préventive avait été proclamée par ses inventeurs dès le début de leurs recherches.

Toutefois, c'est surtout à l'étranger que, dès 1894, ces résultats pratiques sont mis en lumière par des communications intéressantes et nombreuses.

En France, il nous faut attendre la fin de l'année 1897, pour voir apparaître un travail présenté par M. Weill, sous l'inspiration de M. le Dr Variot. Encore ce travail, dans lequel tous les exemples sont empruntés aux médecins étrangers, semble-t-il s'occuper plus des accidents dus aux immunisations préventives que de leur efficacité.

En 1899, M. le Dr Martin, de l'Institut Pasteur, fait connaître les résultats qu'il a obtenus deux ans auparavant dans la commune de Flaviac où il put, à grand'peine, après 37 cas de diphtérie, vacciner une soixantaine d'enfants. Cette même année, les auteurs américains rapportaient des relations de plus de 5,000 cas d'immunisations.

Quelques essais timides et directs que l'on pourrait citer dans notre pays, nous conduisent jusqu'au Congrès de 1900 où apparaît la première relation française importante : c'est le rapport de M. le Dr Fleury sur l'épidémie de Rez, au cours de laquelle 135 enfants furent vaccinés.

Il y a quelques mois enfin, la communication de MM. Guinon et Mathé, sur l'épidémie de la Salpêtrière, amena la question à la *Société médicale des hôpitaux* et à la *Société de pédiatrie;* c'est surtout à cette dernière qu'elle donna lieu, pendant plusieurs séances, à d'intéressantes discussions.

Depuis longtemps, M. le professeur Netter, frappé des résultats obtenus par Heubner, poursuivait l'étude de ce sujet captivant : il saisit l'occasion pour entretenir la *Société* des recherches qu'il avait faites et lui donner connaissance d'un petit mémoire auquel nous ferons de larges emprunts.

Le moment nous a donc paru opportun d'étudier l'état actuel de la sérothérapie préventive ainsi que ses indications.

Les injections prophylactiques présentent-elles des inconvénients ou des dangers?

Agira-t-on de même pour combattre l'extension d'une épidémie de diphtérie survenue dans une agglomération? — dans un service hospitalier? — dans une famille?

Quelle quantité de sérum faudra-t-il injecter et combien de temps dure l'immunité ainsi conférée?

C'est à la solution de ces différentes questions que nous allons porter tous nos efforts.

Les conseils de notre maître M. le Dr Guinon, les importantes indications que nous devons à la bienveillance de M. le professeur Netter et de M. le Dr Martin, de l'Institut Pasteur, et les renseignements que nous ont si aimablement fournis M. le Dr Gillet (de Paris) et M. le Dr Fleury (de Saint-Etienne), nous ont beaucoup facilité notre tâche. Nous leur en sommes, à tous, sincèrement reconnaissant.

CHAPITRE PREMIER

Relation de l'épidémie de diphtérie de la Salpêtrière.

Au mois de novembre 1900, éclatait à l'hospice de la Salpêtrière, dans la section Esquirol, une épidémie de diphtérie qui prenait bientôt une allure extrêmement grave.

Avant d'entreprendre l'étude de cette épidémie, nous prions M. le Dr J. Voisin, chargé du service médical dans cette section, de vouloir bien agréer l'expression de nos sincères remerciements pour l'amabilité avec laquelle il nous reçut dans son service et mit à notre disposition toutes les ressources dont il disposait. Pendant un mois, les quelques excellentes leçons dont il nous a été donné de profiter incidemment, nous ont fort intéressé et instruit, en nous faisant regretter de n'en pouvoir entendre davantage.

Le service de M. le Dr Voisin comprend une vaste cour entourée par les bâtiments. A droite et à gauche, deux corps de bâtiments parallèles, l'un comprenant les salles Séguin et Morel, l'autre, de mêmes dimensions, formant la salle Baillarger.

Au fond de la cour, ces deux bâtiments sont réunis par un troisième, perpendiculaire à leur axe et contenant l'école. Les diverses salles de cette école communiquent toutes ensemble et il est même nécessaire de traverser la première salle pour gagner les autres.

En entrant dans la cour se trouvent, sur la droite, deux constructions parallèles à l'école, séparées l'une de l'autre et isolées des autres bâtiments. L'une est en bois et sert de réfectoire à Baillarger; l'autre est le pavillon Félix Voisin, comprenant deux salles distinctes : la première sert d'infirmerie, la seconde est inoccupée.

La population est composée de petites gâteuses, d'idiotes et d'épileptiques qui, théoriquement, sont séparées, mais qui, en fait, se trouvent souvent réunies ou en contact, soit dans la cour, soit dans les salles de l'école. Cette même école est fréquentée aussi par des enfants d'une section très éloignée, le pavillon Terrillon, qui ne sont ni idiotes, ni épileptiques, et sont hospitalisées comme infirmes (tuberculoses osseuses, malformations congénitales ou acquises).

Le 6 novembre, l'enfant Mang..., idiote, âgée de 6 ans, appartenant à la *salle Séguin*, est atteinte d'une maladie fébrile avec accidents du côté de la gorge. Cette enfant, sur laquelle nous n'avons pas de renseignements directs, aurait eu une fièvre assez vive, de la dysphagie sans engorgement appréciable des ganglions sous-maxillaires les premiers jours, et elle aurait expectoré des produits muco-membraneux. Elle succombait cinq jours après, le 11 novembre, en quelques heures, à des accidents qui n'ont pas été nettement élucidés.

Le 6 novembre, Jan..., voisine de Mang..., et de la même division d'école, aurait eu des vomissements.

Le 7 novembre, From..., de la même salle, se plaignit d'un léger mal de gorge.

Le 9 novembre, l'enfant Bourd..., âgée de 9 ans, appartenant au pavillon *Baillarger*, se plaint de mal de gorge.

Le 12 novembre, elle présente des fausses membranes et elle est envoyée à Trousseau, où M. le Dr Guinon, notre maître, constate les signes d'une diphtérie très membraneuse avec croup léger. Le même jour, Worm..., âgée de 13 ans, au même pavillon *Baillarger* et de la même division d'école, est atteinte aussi de mal de gorge. Le 11 novembre, elle présente des signes de croup au début : toux rauque, voix éteinte, légère dyspnée; le 12 novembre, la dyspnée est plus vive; le 13 novembre, elle est admise à l'hôpital Trousseau où elle arrive en proie à une dyspnée intense qui nécessite le tubage.

Puis l'épidémie se précipite.

Le 14 novembre, deux enfants de *Séguin* (même salle, même division d'école que Mang...), Jan... (1), âgée de 12 ans, Cop..., âgée de 11 ans, sont atteintes d'angine diphtérique simple, sans croup, et envoyées à Trousseau.

Le 15 novembre, sept enfants sont atteintes :

Quatre de la salle *Séguin :* Char..., âgée de 17 ans et demi; Duq..., âgée de 14 ans; Ast..., âgée de 15 ans; Fr..., âgée de 13 ans.

Deux de la salle *Baillarger :* Am..., âgée de 10 ans; Bev..., âgée de 19 ans.

(1) Jan... est l'enfant qui, le 6, eut des vomissements. Le 11, elle se plaignit de mal de gorge; M. le Dr Voisin constata une simple rougeur de la gorge avec grosses amygdales.

Une de la salle *Morel* : Ler.., âgée de 4 ans.

Le service de l'hôpital Trousseau étant encombré, cinq enfants seulement y sont envoyées; les deux autres, Char... et Bev... sont soignées à la Salpêtrière.

Le 16 novembre, l'épidémie semble s'arrêter, car on ne constate aucun nouveau cas. Cependant, le 18 novembre, une grande fille de 18 ans, Leg..., salle *Séguin*, est atteinte.

Jusqu'à présent, l'épidémie était limitée à la section Esquirol, idiotes et épileptiques ; on pouvait espérer qu'elle n'atteindrait pas les vingt enfants du pavillon Terrillon, dont une partie ne quittaient pas les salles, immobilisées qu'elles étaient par une infirmité les tenant au lit, mais dont quelques autres fréquentaient l'école, dans les mêmes salles et aux mêmes heures que les enfants de la section Esquirol.

Cet espoir devait être déçu, car le 19 novembre, l'enfant Br..., âgée de 10 ans, était isolée à cause de fausses membranes épaisses qui recouvraient ses amygdales et qui devaient exister depuis la veille.

Le 20 novembre, on ne signale aucun cas nouveau.

Mais le 21 novembre, on découvre trois nouvelles infectées : Del..., du pavillon *Terrillon*, 20 ans ; And..., de la salle *Baillarger*, 17 ans ; Dand..., de la salle *Morel*, 14 ans.

Dès ce moment, l'épidémie s'arrête et des examens réitérés ne firent découvrir aucune autre infection, même atténuée, sur cette population de 165 enfants environ. *L'arrêt subit et absolu de l'épidémie doit être attribué aux mesures de prophylaxie qui furent appliquées avec vigueur dès que l'épidémie fut connue de l'administration.*

Le 16 novembre, en effet, M. le Directeur de l'Assistance publique vint prier M. le Dr Guinon d'aider, dans l'application de ces mesures, M. le Dr Voisin.

En voici l'exposé :

L'hôpital Trousseau ayant déjà reçu 9 malades, et le service étant encombré au point que l'admission d'enfants de la ville devient impossible, on décide de *garder et soigner à la Salpêtrière les enfants qui n'auraient pas besoin d'une intervention chirurgicale* (tubage, trachéotomie).

Depuis la veille, M. le Dr Voisin avait isolé 2 malades dans une salle du pavillon Félix-Voisin.

Dans cette même salle seront mises toutes les enfants atteintes de diphtérie confirmée.

La seconde salle de ce même pavillon, complètement séparée de la précédente, ayant une entrée distincte et un personnel spécial, sera affectée à l'isolement des cas douteux.

Le première salle contient six lits, la seconde environ vingt.

Toute enfant atteinte de phénomènes fébriles ou d'inflammation de la gorge, sera envoyée à cette salle de douteux, et un examen bactériologique en sera fait dans le plus bref délai.

Dès ce moment donc, on cessa d'envoyer les enfants à l'hôpital Trousseau, mais comme le règlement exige que les enfants de Terrillon n'aient rien de commun avec les services d'aliénées, les deux malades de Terrillon, Br... et et Del..., déjà signalées, furent transportées à l'hôpital Trousseau, ainsi que trois autres, Jiq..., Pf... et V..., suspectes.

Le plus vite possible on appliquera à toutes les enfants de la section Esquirol (à ce moment on croyait le pavillon Terrillon à l'abri) *le traitement préventif par l'injection de sérum antidiphtérique de l'Institut Pasteur. On injectera 20 centim. cubes à toutes les enfants ayant plus de 10 ans, et 10 centim. cubes aux autres. On procédera à la désinfection complète et au lavage au savon noir, pulvérisations au sublimé, de toutes les salles, y compris celles de l'école.*

Le 16 novembre dans l'après-midi, aidé de Mme Gigot, la dévouée surveillante de l'hôpital Trousseau, nous procédons aux inoculations préventives.

Mais l'Institut Pasteur n'ayant pu fournir une assez grande quantité de sérum (1), on procéda de la façon suivante :

20 centim. cubes à toutes les malades isolées, diphtériques ou douteuses, des deux salles de Félix-Voisin ;

10 centim. cubes aux enfants de Baillarger et Séguin âgées d'au moins 10 ans ;

6 centim. cubes aux enfants de Morel, celles-ci ayant la plupart moins de 10 ans.

Le même jour, M. le Dr Guinon *fait appliquer toutes les mesures d'antisepsie médicale* en usage dans les pavillons de diphtériques :

1° Outre l'*usage des blouses*, déjà envoyées par l'administration, il exige du personnel :

(1) Par suite d'une fourniture abondante faite le matin à l'hôpital des Enfants-Malades et à l'hôpital Trousseau, l'Institut Pasteur ne disposait immédiatement que d'une quantité de flacons inférieure au chiffre demandé. Le garçon s'occupant seulement de l'heure qui lui avait été indiquée pour rentrer à l'hôpital, jugea inutile d'attendre (il n'y avait qu'à étiqueter les flacons) et revint avec ce qui lui fut remis.

2° *L'emploi d'objets de vaisselle (verres, cuillers, fourchettes) propres à chaque malade;*

Les objets ayant servi devront être plongés dans des solutions antiseptiques (acide phénique 1 p. 20, sublimé 1 p. 1000).

Avec le concours de Mme Gigot, nous avons rapidement dressé le personnel de l'isolement aux différentes pratiques de l'antisepsie médicale (lavages de la gorge, stérilisation des canules et des cuillers abaisse-langue, etc.), stérilisation des mains qui doivent être plongées dans une solution d'oxycyanure de mercure à 1 p. 1000.

Toutes les enfants sont parquées dans leurs pavillons respectifs d'où elles ne sortent plus.

Elles sont maintenues au lit et on prend leur température matin et soir. Cette mesure permet à M. Voisin et à son interne d'observer les enfants et de noter à coup sûr tout prodrome d'infection.

Enfin elle permet surtout d'éviter les contacts entre enfants suspects et enfants sains.

En outre, les visites des parents seront soumises au règlement en usage dans les pavillons d'isolement (1).

Dès ce moment, l'épidémie se ralentit; en effet, on ne constate plus que trois nouveaux cas: Leg..., le 18 novembre; And..., le 21 novembre, et Dand..., le 21 novembre.

(1) Ce règlement est libellé comme suit dans les affiches apposées à l'entrée des salles : « Les visites ne devront pas durer plus de dix minutes. Les visiteurs sont invités à se soumettre aux mesures de précaution qui seront prises à l'entrée et à la sortie du pavillon. Ils devront se vêtir d'une blouse, et à la sortie se laver les mains à l'oxycyanure. Il est formellement interdit d'entrer dans une autre salle en sortant d'un pavillon d'isolement.

Mais, comme nous l'avons déjà dit, un cas de diphtérie s'étant produit au pavillon Terrillon (B... Clotilde, le 19 novembre), M. le Dr Guinon fit *immédiatement appliquer à ce bâtiment toutes les mesures prises à Esquirol.*

Un *seul et dernier* cas de diphtérie est signalé le 21 novembre, c'est à Terrillon, l'enfant Del..., âgée de 20 ans.

Cependant nombre d'enfants sont isolées successivement, soit à cause d'un accès de fièvre, phénomène fréquent chez les épileptiques et que pouvait expliquer facilement aussi l'épidémie de grippe actuellement régnante, soit à cause d'une angine plus ou moins forte.

Il est à noter que beaucoup de ces enfants, atteintes de pharyngites, d'adénoïdites chroniques, ont la gorge très rouge et pleine de muco-pus.

C'est ainsi que le 15 novembre, on fait passer aux douteux *dix enfants* de Baillarger et de Séguin.

Les 16 et 18 novembre, deux de Séguin.

Parallèlement, à Terrillon quelques cas sont mis en observation et trois sont envoyés à Trousseau, mais aucun n'a la diphtérie (1).

Inutile d'ajouter que toutes les gorges des enfants, malades ou suspectes, ont été soumises à l'examen bactériologique du laboratoire de l'hôpital Trousseau, et que les enfants n'ont été rendues à leur pavillon qu'après un résultat négatif ou après guérison complète.

Mais l'encombrement de l'hôpital Trousseau obligea M. le Dr Guinon à évacuer les enfants guéries avant le

(1) On trouvera plus loin (p. 28) l'histoire et la marche de ces cas douteux.

temps ordinaire, c'est-à-dire avant les dates extrêmes de la réaction sérothérapique, et à un moment où les enfants conservent encore des bacilles virulents dans la gorge.

Afin de pratiquer cette évacuation sans danger pour le service de M. le Dr Voisin, M. le Directeur de la Salpêtrière constitua un *service de convalescentes* où l'on pourrait maintenir pendant un temps suffisant les convalescentes diphtériques et les douteuses guéries.

Grâce à l'envoi de lits provenant du nouvel hôpital Trousseau, on put rapidement organiser ce service et, dès le 23 novembre, l'hôpital Trousseau évacuait ses malades en trois voyages successifs au moyen des voitures d'ambulances urbaines. En même temps on évacuait la salle des douteuses de Félix-Voisin et finalement la salle des diphtériques de ce même bâtiment.

Ces mesures de prophylaxie, purement médicales, ont été complétées par la désinfection générale du service, faite sous la direction très énergique de M. le Directeur de la Salpêtrière, qui a opéré de la façon suivante :

Désinfection simultanée d'une salle, étuvage de la literie, antisepsie des lits, change complet du linge de chaque enfant, et étuvage des vêtements de dessus.

Tout cela pratiqué le même jour pour une même salle ou une même moitié de salle.

Dans l'*école*, *destruction de tous les objets de travail*, livres, cahiers, porte-plumes ; *lavage des murs* jusqu'à hauteur de 2 mètres.

Dans la *cour commune*, *enlèvement de la couche superficielle de sable*, transport à distance et mélange avec de la chaux et du sulfate de cuivre.

Chaulage des murs extérieurs des bâtiments.

Telle est la relation de l'épidémie de la Salpêtrière.

Par où est entrée l'infection, c'est ce que nous n'avons pu établir. Ce qu'on peut affirmer, c'est que toutes les conditions se trouvaient réalisées pour l'extension rapide et grave d'une épidémie : résistance insuffisante, malpropreté des orifices, gâtisme pour beaucoup, traumas de la langue et de la bouche pour quelques-unes, enfin et surtout hypertrophies amygdaliennes, adénoïdites chroniques, pharyngites muco-purulentes, terrain de culture exceptionnel pour les diphtériques graves.

Aussi peut-on se féliciter du résultat rapide des mesures prophylactiques.

Cette épidémie, non compris le cas de la petite Mang..., morte à la Salpêtrière sans diagnostic précis, comporte donc *16 cas développés en 9 jours.*

14 ont été soignés à l'hôpital Trousseau ;

2 ont été soignés à la Salpêtrière ;

11 enfants ont été isolées comme douteuses à Esquirol ;

10 enfants à Terrillon, ont été maintenues au lit comme suspectes dans un coin séparé de la salle.

Tous ces cas se sont terminés par la guérison.

Nous allons rapporter brièvement les cas douteux, dont l'intérêt est secondaire, puis nous étudierons les cas de diphtérie en distinguant ceux qui se sont produits avant les injections préventives et ceux qui se sont développés après.

Malades de la section Esquirol, isolées le 15 novembre comme suspectes et qui, le 16 novembre, reçurent 20 centim. cubes de sérum autidiphtérique.

NOM ET AGE	CAUSE DE L'ISOLEMENT	EXAMEN BACTÉRIOLOGIQUE D'APRÈS LES ENSEMENCEMENTS SUR SÉRUM FAITS LE 16 NOVEMBRE	MARCHE DE LA MALADIE
Ren..., 17 ans ½.	Mal de gorge, dysphagie légère.	Streptocoques. Cocci divers.	16 novembre. Même état que le 15. Le 17. Sur l'amygdale gauche, 2 points blanchâtres très légers. Le 18. Trois petits points blanchâtres sur l'amygdale gauche. Le 20. L'amygdale gauche présente à sa partie moyenne un petit point blanc. Le 21. Gorge nette. T. restée normale.
Gal..., 11 ans.	Mal de gorge.	Streptocoques. Staphylocoques. Colibacilles abondants.	Cette enfant est une petite gâteuse, ce qui explique la présence des colibacilles abondants trouvés à l'examen bactériol. Elle a, en outre, de fréquentes attaques. 16 novembre. Muco-pus abondant dans la gorge : disparait en 3 jours grâce aux lavages. T. normale.
Mer..., 9 ans.	Mal de gorge.	Streptocoques. Cocci divers.	16 novembre. Gorge très rouge. Le 18. Amygdales grosses. Le 22. Amygdales diminuées de volume. Le 23. Aspect normal de la gorge. T. normale. Épileptique. A eu des attaques.
Mar..., 11 ans.	Mal de gorge.	2 ensemencements sans résultat.	17 novembre. Léger voile sur les amygdales. Le 18. État normal. T. normale. Épileptique A eu des attaques.
Co..., 13 ans.	Anorexie.	Streptocoques.	16 novembre. Gorge rouge. Le 18. Amygdale gauche grosse. Le 22. État normal. T. normale.
G..., 17 ans (isolée le 16).	Gorge rouge.	Colibacilles.	18 novembre. Amygdale grosse à droite. Le 20. État normal. T. normale. Épileptique. A eu des attaques.
Tard..., 13 ans.	Gorge rouge.	Streptocoques.	18 novembre. Gorge très rouge. Le 20. État normal. T. normale. Épileptique. A eu des attaques.
Laur..., 13 ans.	Gorge rouge.	Streptocoques.	18 novembre. Gorge rouge. Le 22. Amygdales grosses. Le 23. État normal. T. normale.
Deschr..., 14 ans.	Mal de gorge.	Pneumocoques. Colibacilles.	18 novembre. Gorge rouge. Le 22. Un très léger voile sur le palais. Le 23. Aspect normal. T. normale.
Blanc...	Mal de gorge. Anorexie.	2 ensemencements sans résultat.	16 novembre. Gorge rouge. Le 17. État normal. T. norm.

Aux dix enfants de la section Esquirol isolées comme douteuses (v. ci-contre, tableau p. 25), il convient d'ajouter la nommée Rog..., âgée de 16 ans, qui, ne présentant le 16 novembre aucun signe d'affection pharyngo-laryngée et n'éprouvant aucun malaise, resta avec ses camarades et reçut comme elles 10 centim. cubes de sérum antidiphtérique.

Le 17 novembre, elle se plaignait de mal de gorge, et le 18 elle avait une T. de 38° le soir. On fait un ensemencement.

Le 19, la température restant à 38°, on l'isola. État gastrique, anorexie, langue saburrale.

Le 20, amygdales grosses; T. 38° le soir. Pas de ganglions, pas de fausses membranes. Examen bactériologique : *streptocoques.*

Le 21, même état.

Le 22, T. 38°,5 le soir. Jusqu'ici, la température qui le matin tombait à 37° pour atteindre 38° le soir, resta ce jour-là à 38° le matin.

Le 24, T. le matin 37°,8. On donne 0 gr. 30 de calomel.

Le 25, état normal.

Au pavillon Terrillon, sur les dix enfants maintenues au lit comme suspectes, trois furent envoyées à Trousseau.

Nous rapporterons seulement l'histoire de ces trois cas.

Les sept autres présentèrent des symptômes identiques à ceux que nous avons trouvés chez les douteuses de la section Esquirol : amygdales grosses, gorge rouge, mucopus; à l'examen bactériologique : streptocoques, staphylocoques, et deux fois l'ensemencement n'a pas poussé.

Le 18 novembre, Jiq..., âgée de 15 ans, se plaint de mal de gorge.

Le 19, elle reçoit comme ses camarades 10 centim. cubes de sérum antidiphtérique à *titre préventif.* Amygdales grosses. A 6 heures du soir, opalescence sur amygdale droite.

Le 20. Amygdales grosses ; à leur partie moyenne, une fausse membrane épaisse à gauche, peu épaisse à droite. Beaucoup de muco-pus.

On l'envoie à Trousseau où elle reçoit à nouveau 10 centim. cubes de sérum de Roux. Ensemencement : *streptocoque, pneumocoque.*

Le 22, état normal.

Pfi..., 17 ans, le jour où l'on fait les injections préventives, se plaint de mal de gorge. Ensemencement. Le soir, amygdales grosses, ganglions sous-maxillaires gros. T. 39°,4.

Le 20 novembre, T. 38°. Examen bactériologique. Sérum : *streptocoque, pneumocoque.*

Agar : *streptocoque, staphylocoque.* Le soir, T. 36°.

Le 21, état normal. T. 37°.

V..., Louise, 17 ans, le 21 novembre avait la voix couverte et accusait des picotements dans la gorge. Ganglion sous-maxillaire gros. Examen bactériologique : *streptocoque.*

Le 23 novembre, état normal ; la voix reste couverte jusqu'au 29 novembre.

On voit, par l'étude de ces cas, que les mesures d'isolement ont été rigoureusement appliquées.

Nous allons maintenant passer à l'examen des cas de diphtérie qui se sont produits depuis l'accident de la petite Mang... (6 novembre) jusqu'au jour où l'on fit les injections préventives de sérum antidiphtérique, le 16 novembre.

Enfants de la section Esquirol, atteintes de diphtérie et envoyées à l'hôpital Trousseau.

NOMS	DATE DU DÉBUT	ENTRÉE A TROUSSEAU	URINES	EXAMEN BACTÉRIOLOGIQUE	HISTOIRE DE LA MALADIE
Bourd..., Jul., 9 ans.	9 nov. Mal de gorge.	12 nov.	Rien	Sérum : Lœffler moyen. Agar : Streptocoque, pneumocoque.	Scarlatine il y a 10 mois. 12 novembre. Fausse membrane sur les 2 amygdales, partie moyenne ; adénop. sous-maxill. bilat. assez forte. Léger tirage, T. 38°,6. Sérum : 20 cent. cubes. Le 16. La gorge est simplement rouge.
Worm..., 13 ans.	9 nov. Mal de gorge.	13 nov.	Rien	Sérum : Lœffler long. Agar : Streptocoque, staphylocoque.	11 novembre. Toux rauque. Voix éteinte. Dyspnée. Le 12. Mêmes symptômes, dyspnée plus vive. Le 13. Dyspnée intense. Envoyée à Trousseau à 3 heures du soir, en proie à un tirage intense. Tubage. Sérum : 20 centim. cubes. Pas de gangl. Quelq. fausses membr. très épaisses à la partie moy. des deux amygd. T. 38°,6. Le 14. A 8 heures du matin, doit être détubée pour obstruction. Dans un accès de toux, rend un moule bronchique superbe. Reste abattue et rend des fausses membr. dans la journée. Elle est aphone. T. 39°. Le 15. Même état. T. 38°,8 le soir. Le 16. Gorge nette. Voix couverte. Nasonnement. T. 38°. Le 19. T. oscille de 37° à 37°,6 depuis le 17, mais l'enf. est touj. en proie à l'intoxication diphtérique. La paralysie dipht. reste stationnaire. Sérum : 20 centim cubes. La voix ne redevient claire que le 25 novembre.
Cop..., Marg., 11 ans.	12 nov. Mal de gorge.	14 nov.	Rien	Sérum : Lœffler long et moyen. Agar : Streptocoque, pneumocoque, colibacille.	13 novembre. Gorge rouge. Voile blanchâtre sur les amygdales. Sérum : 10 centim. cubes. Le 14. Fausse membr. à droite Sérum : 20 centim. cubes. T. 40°. Le 15. Fausses membranes épaisses, abond. sur les 2 amygd. Adénop. sous-max. gauche. T. 38°,2. Le 18. Gorge nette.
Jan..., Marie, 12 ans.	6 nov. État gastrique. 11 nov. Mal de gorge.	14 nov.	Rien	Sérum : Lœffler long et moyen. Agar : Streptocoque, staphylocoque.	13 novembre. Sérum : 20 centim. cubes. Le 14. Fausses membr. épaisses, abond. sur les 2 amygd. Adénop. sous-maxill. gauche. Sérum : 20 centim. cubes. T. 38°. Le 16. T. 37°. Fausses membranes détachées. Le 18. Gorge nette. Etat normal.

NOMS	DATE DU DÉBUT	ENTRÉE A L'HOPITAL	URINES	EXAMEN BACTÉRIOLOGIQUE	HISTOIRE DE LA MALADIE
Ami..., Marcelle, 10 ans.	15 nov. Anorexie, gorge rouge.	15 nov.	Rien	Sérum : Lœffler long. Streptoc., pneumocoque. Agar : Lœffler long. Streptocoque tétragène.	15 novembre. Anorexie. Gorge rouge. Le soir, amygdales grosses, surtout la dr. A leur partie moy., une fausse membr. épaisse. Pas de gangl. T. 37°,8. Sérum : 20 cent. cubes. Le 18. Etat normal.
Dug..., Marie, 11 ans.	15 nov. Anorexie, abattement.	15 nov.	Rien	Sérum : Lœffler long. Agar : Lœffler long. rares chaînettes.	15 novembre. Anorexie. Abattement. Sérum : 20 cent. cubes. Le 16. Un point blanc épais sur chaque amygdale à sa partie moy. Adénop. sous-maxill. bilat. légère. Le 18. Etat normal.
Ast..., 9 ans.	15 nov. Gorge rouge, amygdales grosses.	15 nov.	Rien	Sérum : Lœffler long et moyen. Agar : streptocoque rare.	15 novembre. Gorge rouge, amygdales grosses. Sérum : 10 cent. cubes. Le 16. Gorge rouge, amygdales grosses. Gangl. sous maxill. gros, volumineux. Le 18. Etat normal.
From..., L., 13 ans.	7 nov. Léger mal de gorge.	15 nov.	Rien	Sérum : Lœffler moyen. Agar : rares chaînettes.	15 novembre. A 3 heures soir, mal de tête, nausées. Sérum : 20 cent. cubes. Le 16. Fausse membr. partie moy. de l'amyg. dr. A la partie sup. de l'amyg. gauche, fausse membr. épaisse. T. 39°. Adénopathie sous-maxill. bilat. assez considérable. Le 18. Adénopathie et fausse membr. sur amyg. dr. ont disparu. T. 38°. Le 19. Etat normal.
Ler..., M., 4 ans.	15 nov. Mal de gorge.	15 nov.	Rien	Sérum : Lœffler long. Agar : rares diplocoques.	15 novembre. Mal de gorge. T. 38°. Sérum : 20 cent. cubes. Le 16. Amyg. grosses, ayant à leur partie moy. fausse memb. épaisse. Adénop. sous-max. bilat. T. 38°,2. Le 18. Deux petits points blancs sur amygdales normales. T. 37°,8. Le 19. Etat normal. T. 37°,4.
Br..., Clotilde, 10 ans, du pav. Terrillon.	18 nov. Vomissements céphalalgie.	19 nov.	Rien	Sérum : Lœffler moyen. Agar : Lœffler moyen, rares cocci.	19 novembre. Fausses membr. épaisses sur les 2 tiers inf. de l'amygd. dr. Adénop. sous-maxill. gauche légère; adénop. sous-max. dr. considérable. T. 37°,2. Sérum : 10 cent. cubes. Le 20. Même état. T. le matin 38°. Sérum : 10 cent. cubes, T. le soir 37° Le 21. Adénopathie a disparu. Le 21. Gorge nette. Etat normal.

Deux enfants atteintes de diphtérie furent soignées à la Salpêtrière dans une salle spéciale du bâtiment Félix-Voisin. Ces deux enfants, ainsi que les douteuses, avaient un personnel spécial, ne communiquant pas avec le reste du personnel du service non plus qu'avec celui de l'hôpital.

Bev..., 19 ans. — 15 novembre, haleine fétide. Voile grisâtre sur les amygdales.

Le 16. Fausses membranes abondantes, adénopathie droite légère. Sérum : 20 centim. cubes. T. 39°,2.

Le 17. Fausses membranes sur l'amygdale droite. Adénopathie disparue. Examen bactériologique : Lœffler long et moyen en quantité.

Le 18. Petite fausse membrane sur l'amygdale droite. Sérum : 10 centim. cubes. T. 37°,4.

Le 20. État normal. Urines restèrent normales.

Charl..., 17 ans et demi. — Convalescente de fièvre typhoïde. N'était rentrée à Seguin que depuis quinze jours.

Le 15. Mal de gorge.

Le 16. Gorge rouge. Sérum : 20 centim. cubes. T. 38°.

Le 17. Fausses membranes épaisses sur les deux amygdales. T. 37°.

Le 18. Même état. Examen bactériologique : Lœffler long et moyen.

Le 20. Gorge nette. État normal.

Tels sont les douze cas de diphtérie qui se produisirent tant à Esquirol qu'à Terrillon avant que l'on ne fît les injections préventives. Ces cas ont tous été marqués par des phénomènes locaux assez graves. Trois fois seulement nous trouvons du Lœffler moyen. Une seule fois (Ami...) l'adénopathie sous-maxillaire n'est pas constatée.

Une enfant (Bourd...), la première atteinte, présenta un

léger tirage et *une seule enfant*, la seconde atteinte (Wor...), a eu du croup et de la diphtérie trachéo-bronchique : elle a subi le tubage et a présenté, dans la convalescence, des signes de *paralysie pharyngée*.

Nous ferons remarquer que ces deux enfants sont les seules chez lesquelles on ait attendu pour faire des injections de sérum antidiphtérique.

Malade du 9 novembre, l'enfant Bourd..., ne fut injectée que le 12 ; et Wor... qui, le 9 novembre, se plaignait de mal de gorge ; qui, le 11 novembre, avait de la dyspnée, la voix éteinte et la toux rauque, ne reçut 20 centim. cubes de sérum que le 13 novembre, jour de son passage à Trousseau.

Après les inoculations préventives, on n'a observé que quatre cas de diphtérie.

And..., 17 ans. — 16 novembre, reçoit 10 centim. cubes sérum à titre préventif.

Le 20. Amygdale gauche grosse. Sur l'amygdale droite, en haut, point blanc. Sérum : 10 centim. cubes. Ensemencement.

Le 21. Gorge nette. Examen bactériologique : Lœffler moyen. Pas de fièvre. Urines normales.

Leg.., 18 ans. — 16 novembre, 10 centim. cubes à titre préventif.

Le 18. Amygdales grosses. T. 37°,8. Ensemencement.

Le 19. Amygdales grosses. T. 37°. Examen bactériologique : beaucoup de Lœffler moyen, un peu de Lœffler long. Sérum : 10 centim. cubes.

Le 20. Amygdales grosses. Voix couverte. Le matin voile blanchâtre sur l'amygdale gauche. Le soir, petite fausse membrane à gauche.

Le 21. Tout a disparu. T. 35°. Urines normales.

Dand..., 14 ans. — 14 novembre, mal de gorge.

Le 16. Sérum préventif, 20 centim. cubes, parce qu'elle a

la gorge un peu rouge. Ensemencement. T. 37°,6. Isolement

Le 18. Point blanchâtre épais sur l'amygdale gauche. L'exame de l'ensemencement du 16 donne : pas de bacille diphtérique net du *bacille court pseudo-diphtérique*. A surveiller. T. 36°,8.

Le 20. Amygdales grosses, recouvertes à leur partie moyenn d'une fausse membrane légère. Le soir, voile grisâtre sur les deu amygdales. Un nouvel ensemencement est fait. T. 37°,4.

Le 21. Examen bactériologique : *Lœffler* court et moyen pe abondant. La gorge est nette. T. 38°,9. Urines normales.

Del..., 20 ans (Terrillon). — Le 19 novembre. Sérum préventif 10 centim. cubes.

Le 20. Le soir, point blanc sur l'amygdale droite. Ensemencement

Le 21. Trois points blancs sur la partie supérieure de l'amyg dale droite. Muco-pus dans la gorge. Adénopathie sous-maxillair bilatérale moyenne. Examen bactériologique : Lœffler moyen.

Le 23. Tout a disparu. État normal. Urines normales.

Ces 4 cas ont donc été *d'une bénignité remarquable* fausses membranes très minces, peu étendues, tombant rapidement en moins de vingt-quatre heures ; pas d'élévation de température ; pas d'adénopathie, sauf Del... Au point de vue bactériologique, trois ont du Lœffler court et moyen, un présente un peu de Lœffler long.

Si nous examinons attentivement ces 4 cas, deux questions se présentent aussitôt à notre esprit :

a) Lors de l'inoculation préventive, quelques-unes de ces enfants n'étaient-elles pas déjà en puissance de diphtérie ?

b) A-t-on bien véritablement 4 cas d'angine diphtérique et n'y a-t-il point là une simple pharyngite chez un sujet momentanément porteur de bacilles de Lœffler?

A notre avis, le jour de l'inoculation préventive, *deux étaient déjà en puissance de diphtérie.*

Nous voyons, en effet, la petite Dand... isolée dès le 14 novembre pour mal de gorge ; le 16, jour de l'inoculation, gorge nette, aucun signe apparent de diphtérie ; néanmoins, l'examen bactériologique de l'ensemencement nous donne : *bacille pseudo-diphtérique*, et M. Tollemer, qui en fit plusieurs préparations, ajouta : « Surveillez attentivement, diphtérie possible. » Il pensait juste, car le 18 novembre, un point blanc apparaissait sur l'amygdale gauche, et le 20, on découvrait des fausses membranes légères qui disparaissaient le lendemain matin. Mais dans l'ensemencement fait le 20, on décelait nettement du Lœffler court et moyen.

Le bacille court pseudo-diphtérique s'est-il allongé ? est-il une variété atténuée du bacille de Lœffler susceptible de devenir l'agent pathogène de la diphtérie en certains cas? ce sont là des questions en dehors de notre sujet.

Quoi qu'il en soit, il nous paraît plausible d'admettre que le 16 novembre, l'enfant Dand... pouvait être considérée comme diphtérique.

Notre opinion est la même au sujet de Del..., et la preuve en est plus évidente encore. Injectée le 19 à deux heures de l'après-midi, c'est le 20 à quatre heures du soir qu'on lui découvre un point blanc sur l'amygdale droite, soit vingt-six heures après ; et le 21, le matin, on constate une adénopathie bilatérale et une fausse membrane avec muco-pus pharyngé ; le 23, l'enfant était guérie.

Dans la courte durée de l'affection, il est permis de voir un heureux effet de l'injection pratiquée de bonne heure. Ce fait vient appuyer la communication de MM. Chantemesse et Vaillard dans laquelle ils montrent combien il est important de donner le sérum au plus tôt. C'est ce qu'enseignait déjà M. le professeur Dieulafoy en 1894, à son cours de la Faculté : « L'injection doit être aussi hâtive que possible, c'est une condition du succès. »

Ainsi donc, après les inoculations préventives, on peut *ne relever que deux cas de diphtérie* (Leg..., And...).

Peut-être même, pourrait-on discuter ces deux cas et chercher s'il ne s'agit point de pharyngite chez un sujet qui, en contact avec des diphtériques, se trouve, de ce fait, porteur de bacilles de Lœffler.

M. le professeur Dieulafoy (1), ainsi que l'a fait remarquer M. Netter (2), a longuement étudié ce polymorphisme de l'angine diphtérique. M. Netter, M. le Dr Fleury de Saint-Étienne, en ont cité des exemples.

On conçoit parfaitement que le bacille de Lœffler puisse exister dans la gorge de sujets parfaitement sains, comme le pneumocoque et le streptocoque. On n'en conclut pas, ainsi que le dit M. Netter, qu'il existe une forme de diphtérie dont l'expression clinique est une parfaite santé.

Hoffmann et Frænkel (3) ont trouvé le bacille virulent sur les muqueuses de sujets bien portants. Qu'une angine se produise, comment la qualifier ?

Le cadre de notre sujet ne nous permet pas d'approfondir ce point particulier : nous pensons qu'il est bon, cependant, de prendre alors des mesures prophylactiques à l'égard de l'entourage du sujet.

(1) *Manuel de path. int.*, t. II, p. 70 et suiv.

(2) *Société de pédiatrie*, 11 juin 1901, et 14 mai 1901, p. 142.

(3) *Berl. klin. Woch.*, 1893, n° 11, p. 257.

Quant aux deux enfants en question, nous les considérons comme ayant eu une diphtérie; diphtérie bactériologique si l'on veut, puisque, cliniquement, elles ne présentèrent ni adénopathie, ni élévation de température, et que l'une d'elles, And... n'eut même pas de fausses membranes, mais un simple point blanc pendant une journée.

On remarquera la *bénignité de la diphtérie chez ces enfants atteintes en dépit de l'injection préventive*. C'est là un fait important sur lequel on insiste à l'étranger et que M. Netter a relaté à la *Société de pédiatrie* (1).

Nous conclurons en disant : *Après les injections préventives, il s'est produit deux cas de diphtérie* (Leg..., And...) *d'une incontestable bénignité;* on a pu relever deux autres cas (Dand..., Del...), mais il est manifeste que les enfants chez lesquelles on les constata *étaient déjà atteintes, mais méconnues, le jour de l'immunisation.*

Les injections, tant préventives que curatives, n'ont amené *aucun accident*.

Dans aucun des cas où l'examen des urines a été fait (environ 60), il n'a été trouvé de traces d'albumine.

Nous avons seulement eu à constater des éruptions diverses, qui sont apparues du *25 novembre au 1er décembre*, les injections ayant été faites le 16 novembre.

Elles ont débuté dans la salle Morel, où se trouvent les petites gâteuses; c'est là aussi que l'on a pu relever leur plus longue durée qui a été de cinq jours.

Il y eut en tout *58 éruptions* ayant revêtu les formes suivantes :

(1) *Société de Pédiatrie*, 11 mai 1901.

Eruption scarlatiniforme..	32	Erythème eczémateux.	1
Erythème diffus léger.....	10	Eruption morbilliforme.	1
Erythème papuleux.......	4	Eruption varioloïde....	3
Erythème polymorphe....	4	Urticaire............	3

Ces éruptions siégeaient de préférence dans les régions des fesses et dorso-lombaire, aux jambes et rarement au membre supérieur.

Seize enfants, sur ces 58, présentèrent une élévation de température lors de l'éruption : une eut 39°, une autre 38°,4, trois eurent 38° et onze 37°,9.

A Terrillon, on ne constata qu'une seule éruption sérothérapique.

Il n'y eut aucun autre accident, pas même d'abcès, ce dont l'on peut s'étonner, au moins chez les petites gâteuses de la salle Morel.

Parmi les enfants ayant eu la diphtérie, seule la petite Ler..., aveugle, salle Morel, n'allait pas à l'école ; mais, de renseignements exacts, il résulte qu'au retour de l'école, ses camarades s'amusaient à la faire jouer et à la porter dans leurs bras.

A cette épidémie se rattache un cas extérieur.

La petite Germaine P..., nièce d'une des institutrices, vit sa tante à dîner, le 11 au soir. L'après-midi, sa tante avait soigné Mang... qui mourut dans la soirée. Germaine revit sa tante le 12 et le 15 novembre. Le 13 novembre, elle tombait malade et le 17 elle venait à Trousseau. Elle présentait une angine diphtérique avec muco-pus et jetage abondant. Ce cas nous paraît pouvoir être rapporté à l'épidémie de la Salpêtrière.

L'épidémie était terminée lorsque le 10 décembre, M. le

Dr Voisin remarquait une enfant de la salle Morel, Br..., paraissant triste et ayant mauvaise mine. Le lendemain il l'examinait de nouveau, mais ne trouvait dans la gorge que du muco-pus; la plupart de ces enfants, nous l'avons dit, ont la gorge en mauvais état.

Inquiet, il revenait le soir et voyait devant lui une enfant abattue, le teint plombé, avec adénopathie sous-maxillaire considérable. Il fit aussitôt faire une injection de sérum, mais le lendemain matin il trouvait l'enfant morte d'une angine hypertoxique. Disons de suite que cette enfant avait été trépanée quelques années avant par M. Launelongue. Les mesures de désinfection locale furent de nouveau appliquées dans toute leur rigueur, on insista surtout sur les lavages de la gorge à l'eau oxygénée, deux fois par jour, et depuis on ne constata plus aucun cas de diphtérie: l'épidémie était complètement arrêtée et ne devait plus avoir de réveil.

Cette épidémie nous a permis de constater :

Que les *injections préventives* de sérum antidiphtérique constituent un *moyen de prophylaxie des plus efficaces;*

Qu'elles *ne confèrent cependant pas* une *immunité absolue;*

Qu'elles sont *absolument inoffensives;*

Que les *cas de diphtérie survenant en dépit d'elles*, ou même dans les jours qui les suivent immédiatement, sont d'une *excessive bénignité.*

Avant d'étudier en détail ces différents points et ceux que nous avons indiqués dans notre avant-propos, il nous paraît utile de faire justice des accidents que l'on impute aux injections préventives et d'établir leur innocuité absolue.

CHAPITRE II

Les injections préventives sont d'une innocuité absolue.

Au dire de quelques auteurs, les injections préventives non seulement seraient inutiles, mais encore elles ne seraient point exemptes d'inconvénients susceptibles même de dégénérer en danger.

Tout autre est notre opinion.

Des accidents temporaires tels que les éruptions, les érythèmes divers, nous ne parlerons que pour mention : les uns précoces, les autres tardifs, revêtant des types variés et s'accompagnant généralement d'une légère élévation de température, ceux-ci comme ceux-là sont des incidents plus que des accidents.

Les arthropathies ont été maintes fois signalées [Moizard, Middeldorpf, Romniciano (1)]. On en peut lire la description dans la thèse de Bernardbeig (2).

Le sérum est peut-être coupable, mais il ne faut pas oublier que même avant le sérum (3), la diphtérie nous réservait de pareilles éventualités.

(1) ROMNICIANO (de Bucarest). *Congrès de Moscou*, t. III, s. 6.

(2) BERNARDBEIG. Thèse de Paris, 1891.

(3) H. GILLET. *Pratique de la sérothérapie*, Paris 1895 ; *Soc. de méd. et chir. prat.*, 7 mars 1901.

Les abcès sont généralement dus à une faute d'antisepsie. Dans deux occasions, MM. Gaucher et Sevestre (1) ont pu rattacher la cause d'une série d'abcès à ce que le sérum était apporté par le garçon d'amphithéâtre.

Plus graves sont les accidents rénaux, particulièrement l'albuminurie, au sujet de laquelle il y a divergence d'opinions parmi les auteurs. Certains [Zagari et Calabrese, Guizetti, Mya, Kahlden, Le Gendre (2), Weissenberg, Soltmann (3), Ritter (4), Hansemann (5)] ont accusé le sérum de produire l'albuminurie ou d'aggraver celle qui existe [Treymann (6)].

Schubert (7) pense même qu'il peut produire l'hématurie. Mais bien avant le sérum, n'avait-on pas noté l'albuminurie dans 78 p. 100 des cas de diphtérie?

Il suffit de lire les observations si minutieusement étudiées de la thèse de M. Barbier en 1888.

Toutefois Bokay aurait trouvé avant le sérum 42 p. 100 et après 49 p. 100 d'albuminurie.

D'autre part, nous voyons MM. Sevestre et Concetti (8) rapporter des cas où l'albuminurie préexistante s'amenda et disparut pendant et après le traitement par le sérum. Quoi qu'il en soit, même si le sérum provoque de l'albuminurie, ce qui théoriquement serait assez plausible, c'est une albu-

(1) GAUCHER et SEVESTRE. *Société méd. des hôp.*, 31 janv. 1900.
(2) LE GENDRE. *Sem. méd.*, 1894, n° 70.
(3) *Deutsche med. Woch.*, 1895, n° 4.
(4) *Berl. klin. Woch.*, 1895, n° 16.
(5) *Berl. med. Gesellsch.*, 1896, 28 novembre.
(6) *British med. Journ.*, 1895, 26 janvier.
(7) *Deutsche med. Woch.*, 1894.
(8) L. CONCETTI. Nuove osservazioni sulla sieroterapia antidifterica. *Bollet. della R. Acad. med. di Roma*, anno XXII, 1895-96.

minurie éphémère, d'élimination. Le rein sert de voie de sortie aux albumines étrangères à l'organisme humain (1).

D'ailleurs, pour certains auteurs, le sérum, loin de provoquer l'albuminurie, la guérit ; aussi voyons-nous Concetti recommander le sérum surtout lorsqu'il y a de l'albuminurie : « L'albumine, écrit-il (2), est non une contre-indication, mais une indication d'agir le plus énergiquement, car c'est l'indice d'un empoisonnement plus grave de l'organisme par la toxine diphtérique. »

Dans les 422 injections préventives qu'il fit à l'hôpital de Washington, Adams (3) rechercha systématiquement l'effet du sérum sur le rein par l'examen des urines avant et après les injections ; dans aucun cas il n'a remarqué d'effet fâcheux sur cet organe. Feldt (4) aurait même remarqué que, loin d'augmenter, l'albuminurie diminuerait.

Comme conséquence de l'élimination du sérum, on a signalé aussi la peptonurie (Villa, Hœckel, Concetti) : mais c'est là un petit incident sans danger.

On a reproché aussi au sérum antidiphtérique de produire directement des paralysies et d'avoir même causé quelques cas de mort rapide par paralysie bulbaire ou cardiaque.

Et d'abord, si comme l'écrit Wollacoot (5), la proportion de paralysies diphtériques, qui fut de 11,4 p. 100 de 1892 à 1894 pour le Fever Hospital de Londres, atteignit 12,6

(1) A. Desgrez. *De l'influence des sérums sur les variations de quelques éléments urinaires.* Thèse de Paris, 1895, n° 492.

(2) L. Concetti. *Congrès de Moscou*, 1897, t. III, s. 6, p. 281.

(3) Adams. *Archiv. of Pediatrics*, 6 juin 1899.

(4) Feldt. *Boltnische gaz. Botkina*, 1897, p. 1491.

(5) Wollacoot. Diphteritic paralysis in cases treates witxantitoxin. *The Lancet*, 1900 nos 39-65.

p. 100 en 1898, il convient de mettre en regard l'abaissement de la mortalité qui, de 38,8 p. 100, tomba à 15,9 p. 100.

C'est donc, le Dr Gillet (1) le fait remarquer fort judicieusement, entre plus du double de survivants qu'il faut partager ces cas de paralysie, et malgré les apparences, il y a moins de paralysies diphtériques aujourd'hui que jadis.

Au cours de notre année passée au pavillon Bretonneau, nous n'avons jamais constaté de tels accidents dus au sérum ; tout au contraire, nous l'avons vu agir efficacement contre ces paralysies.

M. le Dr Morquo cite le cas d'un enfant de 4 ans, atteint de paralysie généralisée dont il vit les accidents s'amender et qui guérit rapidement sous l'influence bienfaisante du sérum (2).

Telle est d'ailleurs la pratique de M. Guinon et de M. Barbier que nous avons vu donner, sans accident aucun, jusqu'à 150 centim. cubes de sérum à une enfant de 8 ans pour hâter la guérison.

Le rôle de l'antitoxine n'est-il pas en effet de neutraliser le poison diphtérique (3) ?

(1) GILLET. *Sérum antidiphtérique* (tirage à part, p. 10). — Nous prions M. le Dr Gillet de vouloir bien accepter nos sincères remerciements pour l'amabilité avec laquelle il mit à notre disposition un certain nombre de documents personnels fort intéressants.

(2) L. MORQUO. *Revista medica del Uruguay*, mars 1900.

(3) Depuis les communications de MM. BARBIER et TOLLEMER (*Soc. méd. des hôpitaux*, 29 oct. 1897), on a recherché et trouvé le bacille diphtérique dans les différents organes ; aussi convient-il de classer maintenant la diphtérie parmi les maladies infectieuses : d'ailleurs, les raisons cliniques ne manquent pas pour justifier cette manière de voir.

Rauchfuss et Variot ont insisté sur la fréquence de l'asthénie cardiaque et sur l'action déprimante du sérum antidiphtérique.

Soltmann cite un cas de collapsus. Moizard relate un cas de mort par convulsions (1).

M. Hutinel, après une injection de sérum, vit survenir la mort au milieu de symptômes rappelant l'infection streptococcique.

Dans tous ces cas, il n'y eut pas d'autopsie ; aussi peut-on supposer que la mort est due à d'autres causes. Les surprises à l'autopsie sont assez fréquentes en ces occasions.

Le fils de Langerhans étant mort à la suite d'une injection préventive, ne fut-il pas démontré, à la vérification, qu'il y avait eu un vomissement dans les bronches (2)?

Il y a quelques années, M. Guinon a constaté une mort rapide post-sérothérapique. Semblable accident ne survint pas à la Salpêtrière.

Un certain nombre de médecins étrangers tentèrent de donner le sérum à l'intérieur, par la voie stomacale (3) ou par la voie rectale. Mais ils abandonnèrent bientôt leurs essais, et dans le compte rendu qu'ils en firent, ils n'hésitèrent pas à considérer cette méthode comme incapable de remplacer la voie hypodermique. Pas d'accidents, c'est vrai, mais aussi, pas de résultats.

Violi (de Constantinople) et Spronck (4) auraient trouvé

(1) Roux et Heubner ont étudié ce cas et ne le trouvent point probant.

(2) *Berl. klin. Woch.*, 1896, p. 516 et 602.

(3) De Minicis. Sur la valeur immunisante du sérum antidiphtérique introduit par les voies rectale et stomacale. *Rivista d'igiene*, 1896, p. 635.

Belfanti. *Atta del Reale Soc. ital. d'ig.*, 1896, 26 avril.

(4) Spronck (Utrecht). *Annales de l'Institut Pasteur*, 1898, p. 688.

quelque avantage dans l'emploi du sérum chauffé à 58°, pendant une demi-heure. Sans amoindrir sa puissance curatrice, on rendrait les érythèmes sérothérapiques excessivement rares.

Dans les quelque 1,200 injections pratiquées au pavillon Bretonneau en 1900, aucun accident grave ne fut signalé.

Toute semblable est la constatation faite par M. Sevestre. « Je n'ai jamais observé, dit-il, au Congrès de Moscou, que des phénomènes sans gravité réelle, encore ont-ils été rares et peu prolongés. *Quant aux accidents graves* analogues à ceux qui ont été attribués à diverses reprises au sérum, je n'en ai jamais constaté l'existence, sur un chiffre de 2,400 malades soumis aux injections.

Löhr, Morax, Massol, Netter et Nattan-Larier, Boldassari émettent de semblables opinions.

Morrill (1), sur 3,000 injections, eut deux cas malheureux, encore s'agit-il d'enfants ayant une affection antérieure.

Tous les autres auteurs dont nous avons consulté les communications, relatent seulement quelques érythèmes légers de courte durée et sans gravité.

Il nous semble juste, ainsi que le fait remarquer Baginsky, de tenir compte de l'état du sujet et du shock nerveux. N'a-t-on pas vu des cas de mort subite chez des enfants à l'occasion d'une intervention bénigne telle que l'ouverture d'un abcès sans chloroformisation? Baginsky (2) raconte à ce propos comment, pour une cause des plus

(1) MORRILL. *Boston med. Journ.*, 3 mars 1898.

(2) *Ueber Diphterie und diphteritischen Croup*, 1898, t. II, p. 322.

futiles, un enfant de 4 ans fut pris, en moins de dix minutes, d'une urticaire intense.

La vaccine, et, plus souvent, les anesthésiques, n'entraînent-ils pas des accidents ? Mais en face de leurs innombrables bienfaits, quel est le médecin qui se refuserait à vacciner ; quel est le chirurgien qui se priverait de la précieuse action du chloroforme ou de la cocaïne ?

Aussi, tel est l'avis formulé à l'unanimité par les membres de la *Société de pédiatrie* (1) ; c'est aussi l'opinion émise à la *Société médicale des hôpitaux* (2) ; nous concluons en disant : les *injections préventives de sérum antidiphtérique sont inoffensives.*

Si, convaincu de cette innocuité, nous envisageons, d'autre part, combien, de l'épidémie de la Salpêtrière, ressort clairement la double action efficace des injections préventives, tant sur la prophylaxie de la diphtérie que sur l'atténuation considérable de la gravité des cas consécutifs possibles, on peut se demander s'il convient de les employer dans toutes les circonstances :

1° En présence de cas de diphtérie dans une famille ;

2° Pour prévenir l'apparition de cas intérieurs dans un service hospitalier ;

3° Contre la diffusion d'une épidémie dans une agglomération.

(1) *Société de pédiatrie*, 11 juin 1901.
(2) *Société méd. des hôpitaux*, 14 juin 1901.

CHAPITRE III

Indications des injections préventives.

A. — Diphtérie dans une famille.

Un cas de diphtérie se produisant dans une famille, quelle conduite tenir ? Faut-il, sans retard, soumettre aux injections préventives les frères et sœurs du malade ?

Les avis sont très partagés : néanmoins, si l'on tient compte d'un certain nombre de facteurs importants à considérer en l'occurrence, nous croyons possible d'arriver à formuler une opinion susceptible de servir de règle.

Actuellement, les médecins se contentent pour la plupart de surveiller la gorge des frères et sœurs du malade, intervenant seulement après constatation clinique ou bactériologique de la diphtérie.

Quels arguments plaident en faveur de ce *modus faciendi ?* On les peut résumer ainsi (1) :

1° L'action préventive des injections de sérum dure à peine trois à quatre semaines, tandis que le bacille diphtérique peut conserver sa virulence dans la gorge des convalescents plusieurs mois après la guérison. Les injections ne mettent donc pas les sujets en état d'immunité absolue ;

2° L'action curative du sérum est à peu près absolue quand on commence le traitement le premier jour, et il y

(1) NETTER. *Société de pédiatrie*, 11 mai 1901, p. 147.

aura tout lieu de penser que, dans une famille qui aura eu un premier malade, le médecin sera appelé sans retard au premier malaise des autres enfants.

A ces considérations, il est facile de répondre :

1° Que si la contagion de la diphtérie peut se faire après quatre semaines, c'est plutôt l'exception, et c'est déjà rendre un grand service à l'enfant que de le mettre à l'abri pendant la période où la contagiosité est la plus grande ;

2° On aurait grand tort de compter sur l'empressement des parents à faire venir le médecin au moment de l'apparition d'un nouveau cas. A supposer même qu'ils y mettent pareil empressement, il y aura, dans certaines localités, impossibilité matérielle à l'arrivée du docteur en temps utile, et arrivât-il même immédiatement, que dans certains cas il serait déjà trop tard. Deux exemples prouveront la justesse de nos observations.

Le 15 décembre 1900 à 4 h. du soir, la femme S... conduit à l'hôpital Trousseau sa fille Marcelle. Malade depuis 8 jours, l'enfant est cyanosée, en proie à une dyspnée assez vive ; elle meurt à 6 h.

Le 17 déc. cette femme nous amène son petit René, 18 mois, malade depuis 4 jours. Le 29, il mourait de paralysie diphtérique.

Bien qu'ayant dit à la mère de faire venir ses deux autres enfants afin que leur gorge soit examinée et qu'on les injecte préventivement, elle n'en fait rien et le 19 elle vient avec sa fille Lucienne, malade depuis deux jours.

Cette fois je fus meilleur avocat, et je pus inoculer son quatrième enfant. Le 30, Lucienne sortait guérie ; lorsque je quittai l'hôpital Trousseau au mois de mars, le dernier enfant, qui avait été inoculé, était encore indemne.

Que l'on parle, après semblable exemple, de l'empressement des parents ! Les pastilles et les tisanes n'ont-elles point leur droit de préséance sur le médecin, et ne peut-on dire encore aujourd'hui ce que Fr. Petis de la Croix disait déjà sous Louis XIV :

> L'homme est de glace aux vérités,
> Il est de feu pour les mensonges.

Nous empruntons l'autre exemple à M. le Dr Ausset.

Appelé auprès d'un enfant de 2 ans 1/2, M. Ausset le voit à midi et constate une angine diphtérique banale sans gravité. Le soir même, on le fait demander en toute hâte ; il arrive et trouve l'enfant extrêmement mal, en proie à une intoxication diphtérique considérable.

En dépit d'une action énergique, il est obligé le lendemain de recourir au tubage, et pendant plusieurs jours il fut très inquiet sur l'issue de la maladie. La guérison fut lente et la convalescence très longue.

Il faut se rappeler aussi que souvent les débuts de la diphtérie sont insidieux : deux signes caractérisent alors l'intoxication du sujet, l'asthénie et la tachycardie nullement en rapport avec la température ; ces deux symptômes importants échappent, on le conçoit, à l'attention des parents les plus perspicaces, et quand l'organisme est imprégné du poison diphtérique, quand les fausses membranes tapissent la gorge, obstruent les bronches et la trachée, alors seulement ils appellent le praticien.

Ajoutons que l'action des injections de sérum ne paraît pas se borner à empêcher le développement de la diphtérie. De même que la variole chez les vaccinés, la diphtérie est beaucoup plus bénigne chez les immunisés.

Nous allons examiner quelques faits qui démontrent nettement l'utilité des injections préventives dans ces cas.

Kurth (1), à Brême, a vu 50 cas de transmission de la diphtérie dans les familles où l'on n'avait pas pratiqué d'inoculation.

Sur 30 familles où l'immunisation fut acceptée, une seule a présenté un cas secondaire, encore l'enfant fut-il atteint au bout de trente-huit jours.

Sur 122 enfants inoculés préventivement, Kraus, à Prague, ne voit que 3 cas de diphtérie.

Hilbert et Schobert établissent, à Kœnigsberg, que la proportion dans laquelle un premier cas de diphtérie est suivi, dans une famille, d'autres cas, est de 20 p. 100.

Dans les familles où l'on recourt aux injections immunisantes, la proportion tombe à 5 p. 100.

En Hongrie, chez 65 frères ou sœurs immunisés, on ne relève pas un seul cas.

A Flaviac, dans une famille de sept enfants où s'était produit un cas de diphtérie, le Dr Martin (2) proposa de vacciner les six enfants sains. Il n'en put opérer que cinq, le sixième, une jeune fille de 16 ans, se sauva; quelques jours après, elle tombait malade, les cinq autres demeurèrent bien portants.

Dans le village de Petronsk, où subitement s'étaient déclarés des cas de diphtérie dans quatre maisons, Mentow recourut aux injections préventives. Il en fit 21 et aucun cas ne se reproduisit.

(1) La plupart des documents auxquels nous aurons recours dans ce paragraphe sont empruntés à M. Netter. — Nous lui renouvelons ici tous nos remerciements pour l'amabilité avec laquelle il nous a fourni de nombreux renseignements bibliographiques et pour la bienveillance qu'il nous a témoignée en nous autorisant à puiser dans ses travaux personnels.

(2) Martin. *Bull. de la Soc. de méd. publ.*, 1899, p. 19.

Uspensky (1) fit 58 injections dans des familles et ne constata que deux cas bénins.

Michalewitch (1) avait remarqué, dans le village de Kelmenzi, que, un cas de diphtérie se produisait-il dans une maison de paysans, tous les enfants étaient atteints. Il se mit alors à inoculer préventivement tous les enfants d'une famille où un cas venait d'être constaté.

Sur 81 immunisations, il eut consécutivement 9 insuccès qui se révélèrent entre le vingt-unième et le quatre-vingt-dix-neuvième jour. Il constate que l'épidémie, qui durait depuis le mois de juillet, était complètement éteinte en avril, époque où elle se développe de préférence.

Torday (2), à Budapest, immunisa en 1895 soixante-six parents et proches; un seul fut atteint dans les quarante-huit heures.

Von Widerhofer (3), sur 130 injections pratiquées en ville et concernant des frères et sœurs de malades hospitalisés, n'a relevé aucun cas de diphtérie.

Mewius (4), dans une épidémie, soumit les proches aux immunisations, et n'eut à constater que quelques cas d'insuccès dans lesquels l'affection fut bénigne.

Boldassari (5) remarquait depuis trois mois de nombreux cas de diphtérie : il vaccina 72 enfants qui étaient dans les maisons où il y avait eu des malades. Le succès fut complet.

A Montespertoli, Venturi et Medicis inoculèrent

(1) MENTOW, USPENSKY, MICHALEWITCH. *Congrès de Moscou*, 1897, t. III, s. 6.
(2) TORDAY. *Deutsche med. Woch.*, 1895, p. 408.
(3) VON WIDERHOFER. *Sem. méd.*, 1895, n° 18.
(4) MEWIUS. *Berl. klin. Woch.*, 1891, n° 48.
(5) BOLDASSARI. Contributio alla sieroprofilassi dello difterite. *Journ. de la Société royale d'hygiène*, XXII, p. 5, 1900.

4 frères dans une famille de 5 enfants. Celui qui s'était privé de l'action bienfaisante du sérum tomba malade peu après.

M. le Dr Fernet, dans le rapport adressé au ministre de l'intérieur, sur les épidémies pendant l'année 1898, cite quelques exemples d'injections préventives de sérum antidiphtérique et dit que les bienfaits de ces injections sont proclamés par tous les médecins qui en ont fait usage. Il ne s'agit ici, ajoute-t-il, que d'épidémies limitées à des familles peu nombreuses.

Mais c'est l'office de santé de New-York qui nous fournit les chiffres les plus considérables et les plus démonstratifs (1).

Du 1er janvier 1895 au 31 octobre 1898, le nombre des inoculations préventives s'est élevé à *5,108 personnes* appartenant à 1,538 familles.

Le nombre des sujets atteints ultérieurement fut de 56.

Sur ces 56 :	26 ont été pris moins de 24 heures après l'inoculation	15 cas légers, guérison. 10 cas graves, guérison. 1 décès.
	7 ont été pris plus de 30 jours après l'inoculation.	3 cas légers, guérison. 4 cas graves, guérison. 2 décès après le 58e et le 38e jour.
	des 23 sujets atteints entre le deuxième et le trentième jour, *un seul mourut* : il avait *une scarlatine* concurremment avec sa diphtérie.	

En 1899, les inoculations se sont élevées à 1,094 et n'ont donné que 6 cas entre vingt-quatre heures et trente jours.

(1) Biggs. The serum treatment and its results. *Medic. News*, 1899.

Billings (1) nous apprend qu'en 1898 et 1899, il se déclara, dans 522 familles où les injections prophylactiques ne furent point pratiquées, 682 cas secondaires, suivis de 61 décès.

D'une façon systématique, on applique, dans la ville de Denver (Colorado), les injections préventives dans toutes les maisons où des cas de diphtérie se sont produits (2).

Avant 1895, époque où ce procédé fut mis en vigueur, on se contentait d'isoler les malades et de désinfecter.

Le résultat ne s'est pas fait longtemps attendre :

1887-1890	1,575 cas de diphtérie déclarés.	574	décès
	Moyenne par an : 394 cas.......	143	—
	Moyenne par 100,000 habitants.	150	—
1891-1894 (isolement, désinfection).	1,319 cas déclarés.............	441	—
	Moyenne par an : 330 cas......	110	—
	Moyenne par 100,000 habitants.	90	—
1895-1898 (isolement, désinfection, *injections préventives*).	1,155 cas déclarés.............	136	—
	Moyenne par an................	34	—
	Moyenne par 100,000 habitants.	22	—

Depuis le 15 avril 1901, M. Netter, au nouvel hôpital Trousseau, est chargé du service des diphtériques.

Il engage les parents des enfants admis dans le pavillon à présenter à l'hôpital, le lendemain, les frères et sœurs du petit malade, afin que l'on examine leur gorge. Si l'on

(1) BILLINGS. A plea for the more extended use of antitoxin for immunizing purpose in diphteria. *New York med. Journ.*, 1900.

(2) MUNN. The preventive treatment of difteria. *Philad. med. Journ.*, 1899.

y découvre du bacille de Lœffler, on leur propose l'injection préventive qu'ils acceptent généralement.

Depuis cette époque, il a été reçu environ 90 enfants dont les familles se sont conformées à cette pratique. Dans deux d'entre elles seulement on eut à constater un cas secondaire de diphtérie, encore s'agissait-il, les deux fois, d'enfants qui n'avaient pu déjà bénéficier des résultats de l'immunisation. « Ces enfants, ajoute M. Netter, qui ne présentaient aucune trace d'angine lors de l'ensemencement, avaient tous deux des fausses membranes le lendemain. » Inoculés à temps, ils auraient probablement évité la maladie.

Au contraire, sur 25 familles dont les enfants ont été soignés à Trousseau dans un autre pavillon où cette expérience n'a pas été tentée, il y en a trois qui ont eu des cas secondaires de diphtérie après quatre et quinze jours.

La proportion a été, dans ces familles, de 12 p. 100, et de 2,2 seulement dans les autres.

M. Netter fait remarquer que cet écart considérable est encore bien plus sensible, si l'on considère que les deux enfants atteints secondairement, quoique injectés, étaient déjà en proie à l'infection diphtérique le jour de l'inoculation.

Au village de Fouchaz (1), le 10 juillet 1899, deux enfants sont pris de diphtérie. Le 18, dans un village voisin, on constate deux cas dans deux familles, et le 20 et le 26, un nouveau s'étant produit, Balp prescrit de recourir aux injections préventives : l'épidémie cesse aussitôt.

(1) Balp. Condizioni igieniche della provincia di Torino. *Riv. d'ig.*, 1900, p. 639.

Quelques semaines plus tard, un habitant de Saint-Rhemy traverse la région habitée l'été par les bergers de Fouchaz, en un endroit où s'étaient produits deux cas mortels de diphtérie. Il contracte l'affection et la communique à ses trois frères qui meurent.

L'épidémie fit rapidement des progrès, frappant de préférence les enfants les plus jeunes; en six semaines il y avait 13 cas, dont 7 suivis de mort. Les habitants croyaient à un sort jeté sur leur pays; mais, imbus de préjugés, il fut impossible d'agir. En novembre, il y avait 20 cas et 13 décès.

Dans une famille, on vit cinq personnes frappées par la maladie, dont quatre succombèrent ; dans une autre, sur quatre personnes atteintes, il y a trois morts ; dans deux autres, on relève trois cas et un décès. Balp fait remarquer que dans cette dernière épidémie, ce sont les enfants et, parmi eux, les moins âgés, qui furent touchés.

Un dernier exemple encore, que nous empruntons à M. Ausset.

Le 11 janvier 1899, M. Ausset est appelé dans une famille pour une petite fille chez laquelle l'examen clinique lui permet de constater une angine diphtérique. Il y avait dans cette famille deux autres enfants, un garçon de 8 ans et un bébé de 11 mois encore allaité par la mère. L'éloignement du grand garçon fut conseillé et pratiqué le jour même.

La mère ne voulant pas quitter sa fillette malade, et comme, d'autre part, elle allaitait le bébé, M. Ausset fit à l'enfant une injection de 5 centim. cubes de sérum.

« Je regrette vivement, dit-il, de n'avoir pas inoculé préventivement le petit garçon de 8 ans. »

Le 14 janvier, en effet, il était atteint d'une angine diphtérique qui évolua normalement ; mais il était *porteur de végétations adénoïdes* et une *adénoïdite intense* prolongea la durée de la maladie.

Le bébé de 11 mois, qui resta avec sa mère, ne contracta pas l'affection. Il avait été inoculé.

Des nombreux exemples que nous venons de citer, apparaît, d'une manière éclatante, l'action efficace des injections préventives de sérum sur les proches, dans une famille où s'est produit un cas de diphtérie : et si l'immunisation n'est pas absolue, du moins, par ce procédé, atténue-t-on considérablement les cas qui peuvent se produire.

Conclusion

En présence donc d'un cas de diphtérie survenant dans une famille, quelle est la conduite à tenir?

Deux situations peuvent se présenter :

I. — *Le malade appartient à une famille riche, aisée, habitant un immeuble propre et sain.*

Il faudra :

1° Isoler le malade ;

2° Désinfecter soigneusement tous les objets lui ayant appartenu (vêtements, literie, etc.), ou les détruire (jouets, livres, etc.) ;

3° Recommander à ceux qui l'approchent les précautions antiseptiques les plus rigoureuses et les lavages fréquents de la gorge et du nez ;

4° Examiner la gorge des frères et sœurs du malade. Sont-ils porteurs d'une affection de la gorge (adénoïdite, rhino-pharyngite, etc.), ou celle-ci leur paraît-elle suspecte, l'immunisation *s'impose.* Dans le cas contraire, on peut s'en abstenir à condition d'éloigner immédiatement ces enfants de l'appartement où se trouve le malade. Faire un ensemencement avant leur départ et leur recommander les lavages de la gorge, nous semble une excellente précaution. Néanmoins, les injections préventives étant inoffensives et les bienfaits qu'elles procurent certains, leur emploi nous paraît à conseiller.

II. — Nous sommes en présence d'un cas de diphtérie qui a éclaté *dans une famille nombreuse et pauvre, ignorant les lois de l'hygiène*, habitant une maison vieille, humide, à étages bas, dont la population est également nombreuse et dense. L'isolement du malade est presque impossible; il est à craindre que la désinfection ne soit qu'illusoire, car même pratiquée avec soin, il y aura aussitôt contacts nouveaux, diffusion des linges récemment souillés, dispersion des bacilles virulents.

En pareil cas, il faut :

1° Si l'on est dans une grande ville, diriger l'enfant malade sur l'hôpital, s'il possède un service d'isolement;

2° Inoculer tous les enfants de la maison (1), particulièrement les enfants jeunes, et recommander les lavages fréquents de la gorge et du nez avec une solution active;

3° Il serait bon de pouvoir examiner la gorge des enfants allant à la même école que le petit malade et s'étant trouvés

(1) L'exemple suivant de Lœhr encourage cette pratique : 12 enfants bien portants se trouvant en ville au milieu d'un foyer de diphtérie, furent injectés. Un seul tomba malade le lendemain de l'injection. (*Jahrbuch f. kind.*, 1897, XLIII.)

en rapport avec lui, en classe ou à la cour de récréation. A ceux qui présenteraient des mucosités pharyngiennes abondantes ou des affections de la gorge, on ferait une injection prophylactique.

C'est dans ces cas que les instituteurs pourraient devenir d'utiles auxiliaires pour les médecins, et c'est plutôt à eux que devraient s'adresser les circulaires des autorités.

B. — Des injections préventives dans les services hospitaliers généraux.

Les injections préventives, dit M. Netter, ont encore été préconisées et employées avec succès dans un autre but, celui de prévenir le développement de cas intérieurs de diphtérie et de mettre à l'abri des conséquences funestes engendrées par l'admission, dans un hôpital, de sujets atteints de diphtérie méconnue.

Ce danger se trouve augmenté de ce que l'on peut rencontrer des bacilles diphtériques dans la gorge de sujets sains.

Les heureux résultats obtenus par l'emploi du sérum préventif ont fait songer à protéger tous les sujets de l'hôpital par des injections renouvelées aussi souvent que cela est nécessaire.

C'est à Heubner, de Berlin, et à ses collaborateurs Löhr, Müller (1), Slawyck que revient le mérite d'avoir imaginé cette méthode prophylactique et d'en avoir démontré l'efficacité.

(1) MULLER. *Jahrb. für Kind.*, 1897.

Au début, ils se contentèrent d'injecter les enfants voisins de lit du diphtérique. La maladie frappait les autres sujets.

En 1895, ils se décidèrent à faire l'inoculation de tous les malades et de tous les entrants (1).

Tandis que d'octobre 1894 à novembre 1895 (on injectait seulement les voisins), il y avait eu 20 cas, de novembre 1895 à février 1896, 3 cas seulement furent observés. On remarqua qu'ils s'étaient produits vingt, trente-quatre, quarante et un jours après l'immunisation. Heubner décida de renouveler les inoculations toutes les trois semaines.

Cette pratique fut étendue aux pavillons de rougeole et de scarlatine.

Sur 99 rougeoleux, pas un cas de diphtérie ne survint.

Sur 97 scarlatineux, un cas se produisit vingt et un jours après l'injection.

Slawyck (2), à l'hôpital de la Charité, fit de 1895 à 1897 des injections préventives toutes les trois semaines. En octobre 1897, il renonça momentanément à cette pratique, et du 20 octobre au 11 novembre, 4 cas se produisirent, dont 2 avec croup et 2 décès.

La *juxtaposition de ces faits*, écrit Slawyck, *montre suffisamment l'utilité des injections prophylactiques*.

En juillet 1899, Heubner renouvela cette expérience et suspendit les immunisations. En octobre, 4 cas se succédèrent dont on ne put retrouver l'origine.

(1) LŒHR. Ueber Immunisirungsversuche gegen Diphterie. *Jahrb. für Kind.*, 1896; *Jahrb. für Kind.*, 1897, XLIII.

(2) SLAWYCK. *Deutsche med. Woch.*, 1898, n° 6, 10 fév., p. 85.

Ces différentes observations sont d'une précision et d'une rigueur absolues et l'immunisation conférée par les inoculations est en quelque sorte contrôlée par des expériences.

D'autres auteurs ont imité l'exemple de Heubner et de ses collaborateurs ; ils remportèrent le même succès. Nous citerons notamment Lenhartz à Hambourg, Hagenbach-Burckhard à Bâle, Riether en Autriche.

Cette méthode était déjà celle que Aaser (1), en 1894, mit en pratique à Christiania. Lors d'une épidémie, il fit des injections immunisantes à des scarlatineux et n'eut aucun cas parmi eux. Dans la salle voisine où l'on n'avait point pratiqué d'inoculations, plusieurs cas se déclarèrent.

Johannessen (1), à la clinique pédiatrique de Christiania, fit 30 injections prophylactiques en 1894 ; il n'eut que 3 cas après quinze jours, vingt-deux jours, huit semaines.

En 1895, sur 41 inoculations, dont 7 faites à de grands malades, il ne releva aucun insuccès.

Le Dr Hugo Kraus (2) cite des exemples analogues.

A la suite de cas intérieurs de diphtérie au pavillon des scarlatineux, il fit des injections préventives de sérum antidiphtérique.

Sur 26 enfants, 24 furent vaccinés, 2 ayant eu la diphtérie quelques semaines avant.

Un seul tomba malade vingt-six jours après.

Plus tard, sur 44 inoculations, il ne constata que deux insuccès.

Au pavillon de la rougeole, 12 cas de diphtérie s'étaient produits, suivis de 7 interventions et 7 morts. Il immunisa 47 enfants et n'eut qu'un cas, quarante et un jours après. Des 122 personnes qui furent en rapport avec les diphtériques, 119 restèrent indemnes.

(1) Aaser et Johannessen. *Congrès de Moscou*, 1897, t. II, s. 6, p. 275.
(2) Hugo Kraus *Prager med. Woch.*, 1900, n° 19, p. 20.

Melenfeld (1) rapporte que pendant les mois de septembre, octobre et novembre 1897, sur 211 scarlatineux sortis guéris de son service, 111 avaient été immunisés dans les deux premiers jours de leur entrée à l'hôpital. Il y en eut 7 qui furent atteints d'angine diphtérique très bénigne (6,3 p. 100); tandis que parmi les 100 malades non vaccinés, il compta 26 cas de diphtérie dont l'évolution fut très grave (26 p. 100).

Lors de l'épidémie de diphtérie, à Saint-Pétersbourg, en 1897, Feldt (1) fit à l'hôpital Saint-Nicolas 47 injections préventives sur 267 malades. Un seul des 47 immunisés fut atteint (2,1 p. 100); parmi les 220 autres, il y eut au contraire 39 cas (14,6 p. 100). En ville, il pratiqua 10 immunisations avec succès. Les enfants inoculés, dont l'âge variait de 1 à 10 ans, ont passé en moyenne trente et un jours en contact avec les diphtériques.

Morrill, sur 1,808 enfants immunisés ainsi, n'eut que 7 cas de diphtérie : deux se sont produits dans les vingt-quatre heures et doivent être mis en dehors; 2 enfants ont été pris le vingt-deuxième et le vingt-troisième jour; les 3 autres, à son avis, ont reçu une quantité insuffisante de sérum.

Enfin, en 1899, au pavillon de rougeoleux, M. Netter (2) injecta préventivement 855 enfants et compta 27 cas de diphtérie. Mais, déduction faite de 12 enfants qui avaient la diphtérie à leur entrée, de 3 cas survenus deux jours après l'injection et de 2 autres apparus après le vingt-

(1) FELDT et MELENFELD. *Boltnische gaz. Botkina*, 1898, p. 1489 à 1502.

(2) NETTER et NATTAN-LARIER. *XIIe Congrès international*, Paris, 1900, p. 425.

unième jour et 2 mois et demi plus tard, il reste donc 10 cas qui se sont produits au cours de la période pendant laquelle s'exerce habituellement l'influence préventive. Si l'action du sérum a été moins efficace, n'oublions point qu'il s'agit ici de rougeoleux chez lesquels la diphtérie est généralement grave, et l'injection préventive, le fait paraît établi, moins efficace.

Slawyck, à Berlin, injecte double dose aux rougeoleux et recommence tous les quinze jours.

Dans une des salles du service de M. le Dr Moizard (1), éclatèrent à six mois d'intervalle, deux petites épidémies de diphtérie : dans la première, on se contenta de surveiller attentivement les gorges des enfants; dans la seconde, on recourut aux injections préventives.

Désinfection de la literie, grands lavages quotidiens de la gorge à l'eau bouillie, huile mentholée au centième dans les narines matin et soir, telles furent les mesures appliquées dans la première épidémie. Quatre cas se produisirent en sept jours, en dépit de ces mesures, et l'on dut évacuer la salle pour la désinfecter. Grand dérangement, dépense considérable.

Le 11 mai 1901, un enfant convalescent est pris de fièvre et l'on constate une angine diphtérique, diagnostic confirmé par l'examen bactériologique. Cet enfant était malade depuis vingt-quatre heures. Deux jours après, un second cas se produit.

Immédiatement, M. le Dr Moizard fait pratiquer des injections préventives de sérum antidiphtérique aux

(1) Moizard. *Société de pédiatrie*, 11 juin 1901.

31 enfants de la salle, donnant 5 centim. cubes aux sujets âgés de moins de 5 ans et 10 aux autres. Aucun autre cas de diphtérie ne fut alors constaté : l'épidémie était arrêtée, sans qu'on eût besoin de recourir au procédé dérangeant et onéreux employé au mois de décembre précédent, et le service continua de fonctionner dans la plus entière sécurité.

M. Moizard ajoute qu'il n'observa que quatre érythèmes légers; il constate la rareté des accidents sérothérapiques et pense que cette disparition des accidents est peut-être due à la nouvelle technique employée depuis quatre ans à l'Institut Pasteur.

Quant à l'expérience des deux méthodes, employées successivement, elle est *concluante* et toute à *l'honneur de la seconde*.

Conclusions

I. — De l'examen de ces différentes relations, dont quelques-unes nous rapportent de véritables expériences, nous croyons pouvoir recommander, dans la pratique, l'application des mesures suivantes pour la prophylaxie de la diphtérie dans les services particuliers des hôpitaux :

1° Lorsque dans un service particulier d'un hôpital ou d'un asile, des cas de diphtérie se sont produits, il est indiqué de recourir aux inoculations préventives pour arrêter l'extension possible de l'épidémie (1) ;

2° Dans les services spéciaux d'hôpitaux où l'on reçoit

(1) Pendant l'hiver de 1900, M. Comby vit se produire 3 cas de diphtérie dans une des salles de son service. Il inocula aussitôt les 41 autres enfants et l'épidémie s'arrêta immédiatement. Six mois après, quelques nouveaux cas se produisirent. Le même moyen prophylactique lui donna un résultat aussi prompt et aussi satisfaisant.

des malades particulièrement exposés à l'infection diphtérique (1), l'immunisation nous paraît une excellente mesure de précaution ;

3° L'inoculation *systématique* de tout enfant entrant dans un hôpital où il y a un service atteint de diphtérie, ou dans un hôpital possédant un pavillon pour le traitement de cette affection, nous semble inutile (2).

II. — Dans les salles d'hôpital où se trouvent *des enfants en traitement pour une affection tuberculeuse*, il nous paraît délicat de fixer à leur égard une règle de conduite absolue pour le cas où une épidémie de diphtérie éclaterait. Le sérum antidiphtérique, comme toute injection de sérum, produit chez eux une poussée de congestion ; d'autre part, ces enfants sont en état de moindre résistance, de ce fait, plus exposés à contracter la diphtérie et sous une forme plus grave. Nous pensons donc qu'il est préférable, pour ces enfants, de recourir à l'isolement et aux lavages fréquents de la gorge, hormis le cas où l'épidémie paraîtrait revêtir un caractère particulièrement malin.

III. — *Dans les pavillons de rougeole.* On sait que la diphtérie, chez les morbilleux, revêt un caractère particulièrement grave, qu'elle nécessite souvent une intervention

(1) Il se peut, en effet, qu'un diphtérique soit admis par erreur au pavillon de la scarlatine ou de la rougeole. Sa présence dans ce milieu, si courte soit-elle, est d'autant plus dangereuse que ces enfants sont en état de réceptivité plus grande, du fait de leur état général, et localement, du côté de leur gorge (angine scarlatineuse, laryngite morbilliforme). Enfin, un scarlatineux ou un rougeoleux est susceptible de porter des bacilles de Lœffler qui, sous l'influence des causes que nous venons d'indiquer, vont exalter leur virulence et provoquer des accidents diphtéritiques (angine, etc.).

(2) En effet, pendant l'année 1900-1901, pour une période de 10 mois, comprenant 6,204 entrées à l'hôpital Trousseau, mon collègue et ami Lobligeois, pour qui la statistique n'a pas de secrets, n'a relevé que 8 cas intérieurs de diphtérie.

(tubage, trachéotomie) et que le pronostic en est des plus réservés. D'autre part, si les injections préventives, absolument inoffensives, ne donnent pas toujours une immunité absolue, du moins les cas se produisant en dépit de leur intervention sont-ils des plus bénins. Aussi, *l'emploi des inoculations préventives dans les pavillons de morbilleux*, nous *paraît s'imposer*.

Mais il semble que la rougeole place l'organisme dans un certain état qui le rend en partie réfractaire à l'action bienfaisante du sérum antidiphtérique; c'est pourquoi nous recommandons la pratique de Heubner, c'est-à-dire: *immunisation de tout enfant entrant au pavillon de la rougeole*, et *répétition de l'immunisation tous les quinze jours*. C'est elle qui, jusqu'à ce jour, a donné les meilleurs résultats.

C. — Épidémie de diphtérie dans une agglomération.

Quelle conduite tiendra-t-on dans un internat, un asile, une école, une crèche, une section d'hôpital où s'est installée une épidémie de diphtérie?

Licenciera-t-on les enfants? Comme moyen de dispersion de l'infection, il n'en est point de supérieur. Tel n'est point notre désir; nous n'y recourrons donc pas.

Isoler les malades, désinfecter les objets et les locaux, ce sont des mesures qui [illegible]mposent. Certains praticiens les ont jugées suffisantes, à condition de ne pas remettre les individus isolés en contact avec les autres, tant que leur gorge contiendra des bacilles de Lœffler.

Ainsi procéda Hellström (1), à Stockholm, dans une épidémie sévissant sur une caserne : il isola 151 soldats dont la gorge contenait des bacilles virulents.

Aaser (2), à Christiania, obtient le même résultat dans une caserne.

Gabritschewsky (3), dans des pensionnats et asiles russes, cite des observations analogues. Dans un sanatorium maritime danois, Sinding Larsen (4) arrête de la même façon une épidémie de diphtérie.

En dépit de ces résultats excellents, nous rejetons cette méthode : toujours hérissée de difficultés, elle est souvent impraticable.

Sans parler des locaux convenablement aménagés, peu faciles à trouver, pour permettre d'isoler les sujets atteints de diphtérie avérée, et de séparer, parmi les autres enfants, ceux qui ont une gorge saine renfermant des bacilles typiques, et ceux dont la gorge renferme des bacilles dits pseudo-diphtériques ; sans parler du temps nécessaire pour faire les recherches bactériologiques, qui sont la base de cette méthode, ainsi que des ensemencements qu'il faut répéter fréquemment, tel enfant ayant aujourd'hui la gorge nette, qui demain présentera des bacilles, nous pensons que le plus grand écueil sera, surtout dans un pensionnat, une école, une caserne, la durée de l'isolement.

(1) HELLSTRŒM. *Militär Helsovärd*, 1896.

(2) AASER. *Deutsche med. Wochenschr.*, 1895.

(3) GABRITSCHEWSKY. Zur prophylaxie der Diphterie. *Zeitschrift f. Hyg.*, XXXVI, 1901.

(4) SINDING LARSEN. On Husepidemi of difteri. *Norsk. Mag. for Lægevidenskaben*, fév. 1900.

N'a-t-il pas été pour certains malades de 100 et 180 jours, ce qui ne saurait nous surprendre par ce que nous savons sur la persistance du bacille de Lœffler. [Kober (1), Sevestre et Méry (2), Catrin (3)].

Avec les injections préventives, pas de ces isolements nombreux et de si longue durée, pas de ces ensemencements répétés; tandis qu'il est procédé à la désinfection des objets et des locaux, on peut tranquillement, dans une salle, isoler et traiter les malades.

Quels résultats nous donnera cette méthode? Ici encore nous les chercherons dans l'observation des faits eux-mêmes. Diderot ne disait-il pas que *notre métier est d'interroger la nature et de la faire expliquer*. Aussi nous appuierons-nous sur de nombreux exemples dont l'éloquence dira à elle seule toute l'efficacité des inoculations préventives.

Biggs (4) à l'Infant Asylum avait constaté 107 cas de diphtérie en 108 jours. Il immunise les 224 enfants restant. Un seul tombe malade dans les trente premiers jours.

En procédant ainsi à l'égard de 136 enfants dans la Nursery and Childs'hospital, Thomas en 1895, arrête une épidémie qui avait déjà frappé 46 enfants. Deux employés qui n'avaient pas été soumis aux inoculations furent atteints.

Gaskewitch (5), dans un asile d'enfants de 7 à 12 ans où

(1) Kober. *Zeits. für Hyg.*, 1895.
(2) Sevestre et Méry. *Soc. méd. des hôp.*, 8 févr. 1895.
(3) Catrin. *Soc. méd. des hôp.*, 15 févr. 1895.
(4) Biggs. *Medical News*, novembre 1895.
(5) Gaskewitch, Polievktow. *Congrès de Moscou*, 1897, t. III, S. VI, p. 210.

s'étaient produits 9 cas de diphtérie, immunise 67 enfants : il eut à constater 5 cas entre la deuxième et la troisième semaine et 2 autres après le premier mois.

Polievktow inocule 93 personnes (élèves et personnel) dans un internat de Moscou. Un seul élève, âgé de 16 ans, tombe malade huit jours après et guérit.

Martin, de Genève (1), pratique la sérothérapie préventive en 1895 dans un établissement de convalescents (enfants âgés de 8 mois à 3 ans), à la suite d'un cas de diphtérie. Il n'eut à constater que 2 cas chez des enfants entrés ultérieurement et non injectés.

A Baricelli, près de Bologne, la diphtérie sévissait avec intensité depuis le mois d'octobre 1896. Au moment où l'épidémie était à son apogée, Pasani (2) immunisa le 2 février, 260 enfants. Jusqu'au 15 mai, *2 cas seulement* furent observés et *des plus bénins*. Parmi les enfants *non soumis au traitement préventif*, pendant le même temps il y eut *15 cas dont quelques-uns avec croup*.

Morax (3), sur 43 injections et Massol sur 57 (3), n'eurent aucun enfant qui contractât la maladie, malgré une promiscuité constante avec des diphtériques.

Une épidémie s'étant déclarée à l'asile Sainte-Marie, Coues (4) décide d'immuniser tous les enfants de l'asile et de n'en recevoir aucun sans qu'il le fût.

Pendant trois semaines, à dater du jour de l'immuni-

(1) MARTIN. *Congrès de Moscou*, t. III, S.VI, p. 275.

(2) PASANI. Un epidemia de Difterite troncata colle siéro profilassi. *Riv. d'Ig.*, 1897, p. 506.

(3) MORAX. MASSOL. *Rev. méd. de la Suisse rom.*, 1897, p. 515.

(4) Resultats of the immunisation of fifty children at Saint-Mary Infant asilum with the antitoxin of Difteria. *Boston med. Journ.*, 1898, juillet, p. 36.

sation, aucun cas de diphtérie ne se produisit. A la fin de cette période, un enfant s'étant trouvé atteint, on recommença les injections, et aucun cas ne fut dès lors constaté.

Par ce même procédé, à Montespertoli, Venturi et Medicis (1) arrêtèrent une épidémie de diphtérie.

Conti (2), au collège de Côme, pratiqua 207 injections, (élèves et personnel) et n'eut pas un cas à partir de ce moment.

A l'asile Venezia, sur une population de 400 enfants, 48 furent atteints de diphtérie et deux moururent. Le 22 mars, Bordone-Uffreduzzi (3) procédait à l'immunisation de 294 enfants. Peu après, deux des enfants non inoculés étaient atteints et l'un d'eux mourait. Le 10 et le 12 mai, il voyait, atteints d'une angine diphtérique, deux enfants inoculés et quatre non inoculés. Les deux premiers présentèrent une angine bénigne ; parmi les quatre autres, on enregistra un décès. Allan (4) immunisa 60 enfants dans un collège, à la suite de 14 cas apparus en six semaines. Bien que des recherches bactériologiques permirent de constater la présence de bacilles de Lœffler dans la gorge de 27 enfants pendant un mois et demi, aucun ne tomba malade. Wyssotzky, au *Congrès de Kazan*, cite l'emploi des injections préventives au début d'une épidémie d'asile, d'école, de village, comme toujours suivi de succès.

(1) VENTURI et MEDICIS. Di una epidemia difterica e del valore curativo e profilattico del siero. *Il pratico*, 1893, n° 8.

(2) CONTI. La diffensa contro la difterite colle iniezioni siero profilattiche, *Rivista d'igiene*, 1893.

(3) BORDONE-UFFREDUZZI. Contributio alla profilassi della difterite mediante le iniezioni di siero immunisante. *Rivista d'igiene*, 1893, p. 556.

(4) ALLAN. *Münch. med. Woch.*, 1899, n° 11.

Demisch (1), à Kerzers, immunise 197 enfants d'une école où il y a eu 26 diphtériques. Aucun ne contracte la diphtérie, non plus que 51 enfants inoculés de l'école Golatin, qui comptait 14 malades et 10 sujets dont la gorge renfermait le bacille de Lœffler.

Mentow (2), sur 148 injections, n'eut pas un insuccès. Margary (3) ne fut pas moins heureux dans la commune d'Andorno où il arrêta net une épidémie de diphtérie, non plus que Berry avec les 212 enfants d'une école.

Sans être aussi brillants, les résultats des injections préventives ont été des plus satisfaisants entre les mains de Wenner : 80 inoculés, un cas après plus d'un mois.

Aronson (4), 130 enfants immunisés, 2 atteints de façon bénigne ; Kaltz (5), 72 immunisations, 8 diphtéries légères ; Kœster, 335 suivies de quelques cas sans gravité ; Heubner (6), 64 injections préventives, 2 cas après six semaines, un décès. Baginsky (7) 150 avec 4 cas consécutifs, un décès.

Sur 428, von Widerhofer (7), n'eut que 6 enfants qui plus tard présentèrent des symptômes d'ailleurs bénins d'infection diphtérique.

A New-York, en 1894-1895, il fut fait environ 1,043 essais d'immunisation : 3 enfants tombèrent malades dans les trente premiers jours et 13 après trente jours.

(1) Demisch. *Corresp. für Schweiz. Aerzte*, 1er juin 1899.
(2) Mentow. *Congrès de Moscou*, 1897, t. III, s. 6.
(3) Margary. *Rivista d'igiene*, 1898, p. 557.
(4) Aronson. *Sem. méd.*, 1894, p. 408.
(5) Kaltz. *Berl. klin. Woch.*, 1894, nos 42-48.
(6) Heubner. *Sem. méd.*, 1895, p. 145.
(7) Baginsky. *Sem. méd.*, 1895, nos 6 et 18.

Smith (1) rapporte les observations de 2,400 enfants inoculés à New-York en 1895-1896; 19 eurent une diphtérie légère dans les deux premiers jours.

Pasini, sur 260 enfants vaccinés, en vit un, atteint après six semaines; l'autre, deux mois après. Peck fait 124 immunisations et compte 7 insuccès, dont 5 après quatre semaines.

Adams avec 422 injections a compté 17 cas, dont 10 après plus de trente jours.

Toutefois, à l'encontre de ces exemples, nous pourrions encore citer à l'actif des inoculations préventives, les heureux résultats de Balp à Casalborgone (2), de Twomby à Gwynne temporary hospital où 21 enfants furent immunisés, ceux de Beumer (3), de Schuler (4) 53, de Blacke à High Beach 35, de Donald à Détroit 80, de Simonetta (5) à Caponago. Menzi (6) sur 80 injections, vit un seul cas après quarante jours. Scholkow (7) eut 4 malades sur 143 inoculés, Svjätlonski (7) 20 sur 481, et Samsonow (7) 4 sur 443.

Nous terminerons en relatant le succès obtenu en France par les immunisations, à Flaviac, par M. le Dr L. Martin (8), de l'Institut Pasteur, et récemment à l'orphelinat de Rez.

(1) SMITH. *Med. Record*, 20 juin 1896.
(2) BALP. *Rivista d'Igiene*, 1900, p. 632.
(3) BEUMER. *Münch. med. Woch.*, 1894, n° 48.
(4) SCHULER. *Allg. med. Zeit.*, 1894, n° 88.
(5) SIMONETTA. *A proposito della profilassi della difterite colle iniezioni preventive.*
(6) MENZI. *Rivista d'Igiene*, 1898, p. 556.
(7) SCHOLKOW, SAMSONOW, SVJÄTLONSKY. *Congrès de Moscou*, 1897, t. III, S. VI.
(8) MARTIN. *Bull. de la Société de méd. publ.*, 1899, p. 20.

La population scolaire de Flaviac s'élevait à 140 enfants, sur lesquels 37 avaient eu la diphtérie quand M. Martin proposa les injections préventives.

Cinquante-six enfants s'y soumirent aussitôt : seule, une fillette de 4 ans, trente-deux jours plus tard, fut atteinte sans gravité. Sur les 47 non vaccinés au contraire, 7 cas se produisirent, suivis d'un décès.

Si les inoculations eussent été faites dès l'apparition des premiers cas, il est certain, nous ne craignons pas de l'affirmer, que le nombre des enfants atteints n'eût pas été aussi élevé.

Au mois de septembre 1899, éclatait à l'orphelinat de Rez, près Saint-Étienne, une épidémie de diphtérie.

Nous devons à l'amabilité de M. le Dr Fleury (1) d'en avoir eu la relation in extenso et nous le prions d'agréer nos vifs remerciements.

Du 13 septembre au 15 novembre, 30 cas d'angines s'étaient produits, dont 17 diphtériques, suivies de 2 décès.

Le licenciement, ainsi que le constata M. le Dr Fleury, était à rejeter pour deux raisons : d'abord un certain nombre de ces enfants n'avaient point de parents pour les recevoir; c'était ensuite exporter la maladie dans les familles, c'était la propager par la ville.

On décida de recourir aux injections préventives, et 135 enfants de 7 à 18 ans furent inoculés.

Jusqu'au 2 décembre, on rencontra encore des angines à streptocoques et à staphylocoques, mais plus de bacilles de

(1) M. le Dr Fleury a communiqué les résultats qu'il a obtenus au *Congrès de 1900*, section d'hygiène, dont le compte rendu doit paraître prochainement.

Lœffler, plus de diphtérie : *en quarante-huit heures, l'épidémie avait été jugulée.*

Vers le milieu de décembre, les enfants furent renvoyés dans les écoles du quartier : aucun cas de diphtérie ne se reproduisit.

Ici, comme dans l'épidémie de la Salpêtrière, les mesures employées furent identiques : blanchiment des murs, lavage des parquets, étuvage et désinfection de la literie. Pour les enfants : isolement des malades, suppression de l'école, injections préventives et lavages fréquents de la gorge. Ces deux expériences (orphelinat de Rez, Salpêtrière), *uniques en France*, nous *paraissent décisives* et *susceptibles d'être considérées comme le modèle parfait des mesures à prendre* en cas d'épidémie dans une agglomération (hôpital, asile, hospice, crèche, école).

La prophylaxie est donc, ainsi que le constate M. le Dr Fleury, à la portée de tous les médecins et de toutes les administrations.

Enfin, pour lever tout doute, s'il en subsistait encore, après les exemples aussi nombreux que démonstratifs que nous venons d'étudier, nous allons donner les chiffres si suggestifs fournis par M. Netter à la *Société de pédiatrie*, dans sa séance du 11 juin 1901. Sur 32,484 injections préventives, il y a eu seulement 192 insuccès, qui se sont produits entre le premier et le trentième jour, soit 6 p. 100. Parmi ces 192 cas, il n'y a presque pas eu de décès.

Comme on estime en général à 10 p. 100 les cas de diphtérie secondaire, la différence est assez considérable pour mettre en relief les bienfaits procurés par les injections préventives. Ces bienfaits ont paru si éclatants, en certains pays, que le préfet de Côme, par exemple, n'a pas craint, lors de l'épidémie du lycée de cette ville, de déclarer l'inoculation obligatoire pour les élèves : les internes furent immunisés d'office, et les externes ne furent admis à fréquenter de nouveau les cours qu'après vaccination.

Conclusion

Aussi, dans une agglomération, voici les mesures que nous conseillons :

I. École. — 1° Inoculer les enfants et leur recommander les grands lavages fréquents de la gorge et du nez avec une solution *active* (1) ;

2° Détruire les livres, cahiers, porte-plumes, etc..., des enfants atteints de diphtérie ;

3° Laver et désinfecter l'école.

II. Collège. — 1° Isoler les malades et détruire leurs fournitures scolaires ;

2° Inoculer les internes et leur fournir les moyens de se faire deux ou trois fois par jour des lavages de la gorge et du nez avec une solution *active ;*

3° Laver et désinfecter les locaux ;

4° Pendant les quelques jours que durera ce travail d'assainissement, ne pas laisser venir les externes ;

(1) Nous disons à dessein *active*. L'eau bouillie, employée par M. Moizard, nous paraît en effet dénuée d'action dans un milieu tel que la gorge dont la flore microbienne est si riche. Allan (*Münch. med. Woch.*, 1899, n° 11) constate que par l'emploi de permanganate de potasse, pour ces lavages, la gorge des diphtériques fut en quinze jours débarrassée du bacille de Lœffler (contrôle par les cultures et l'examen bactériologique). Le phénol sulforiciné, l'eau oxygénée à 12 volumes nous ont donné des résultats excellents et rapides.

5° Le jour où l'on congédiera les externes, et le jour où on leur permettra de rentrer, examiner leur gorge et inoculer ceux qui auront des mucosités abondantes ou une affection chronique ou aiguë de la gorge. Les lavages à recommander comme plus haut (1).

III. Dans les CRÈCHES, les enfants étant amenés le matin et repris le soir par leurs parents, il sera prudent d'inoculer tous les enfants et de fermer la crèche le temps que nécessitera le lavage et la désinfection des salles. La destruction des jouets ayant appartenu aux enfants atteints de diphtérie s'impose.

IV. HOPITAL, ASILE, CASERNE, HOSPICE. — 1° Isolement des malades ;

2° Isolement de tout sujet atteint de fièvre ou de malaise caractérisé jusqu'à ce que l'examen bactériologique ait prouvé qu'il est indemne ou atteint de diphtérie ;

3° Inoculer tous les sujets de la salle ou de la section (asile, hospice), contaminée ;

4° Fermeture de l'école (asile, hospice) ;

5° Désinfection, lavage des salles ; étuvage de la literie : application des mesures de la plus sévère antisepsie ;

6° Lavages de la gorge et du nez comme dans les cas précédents.

CHAPITRE IV

Durée de l'immunité. Dose à injecter.

Si l'on s'en rapporte aux nombreux exemples que nous avons cités, on remarque que la durée de l'immunité oscille entre trois et quatre semaines.

D'après les résultats de Heubner, Coues, Baginsky, Allan, Kraus, Adams, Lohr, Slawyck, Morrill, l'injection immunisante, faite au point de vue prophylactique, préserverait 21 jours environ.

La quantité de sérum à injecter à titre préventif a été discutée. Au début, on donna de faibles doses : 60 à 100 unités antitoxiques. Certains auteurs conseillent encore les faibles doses fréquemment répétées.

Coues, à Boston, donna un demi-centimètre cube à un bébé de un jour, trois aux enfants au-dessous de 6 mois, quatre de 6 mois à 1 an et cinq à un enfant de 5 ans.

Adams donna 100 unités antitoxiques au-dessous de 2 ans, 250 unités antitoxiques de 2 à 6 ans, et de 300 à 500 unités antitoxiques au delà de 6 ans. En Italie et en Russie, les doses sont à peu près les mêmes, ainsi qu'en Allemagne. Heubner recommande la dose moyenne de 250 unités antitoxiques (1).

(1) En Allemagne, le sérum vient de trois maisons : Lucius et Brunig, Schering (Berlin) et Merck (Darmstadt). Ces diverses maisons ne renfermant la même

Nous estimons qu'il y a deux choses à considérer : l'âge de l'enfant et le génie épidémique.

Au-dessous de 3 ans, 5 centim. cubes suffisent ; de 3 à 12 ans, 10 centim. cubes.

Si l'épidémie est grave et prend des allures foudroyantes, on agira avec prudence en doublant les doses.

Chez les adultes, 20 centim. cubes suffisent.

Tant que l'épidémie ambiante reste menaçante, il faut renouveler les injections toutes les trois semaines.

* * *

Si donc il nous fallait donner notre avis sur les injections préventives de sérum antidiphtérique, nous n'hésiterions pas à dire que, *les injections préventives, absolument inoffensives, s'imposent*, en général, *partout* où, un cas de diphtérie s'étant produit, *il y a danger de contagion*, soit du fait de l'agglomération, soit à cause du manque d'hygiène.

Si le *danger de contagion existe encore après trois semaines*, il est indiqué de *renouveler les inoculations*.

Il nous semble, en effet, avec M. le Dr Simonin, qu'il serait ridicule de renoncer aux avantages que procurent les immunisations prophylactiques.

S'il arrive parfois qu'en dépit de leur action, un cas de

quantité d'unités antitoxiques sous un même volume, ou quelquefois même renfermant des quantités différentes sous un volume identique (à la fabrique de Schering, par exemple, le centimètre cube contient 100 ou 200 unités antitoxiques), on comprend l'importance et la nécessité de mettre sur chaque flacon le nombre d'unités antitoxiques. M. Variot demande avec insistance que l'on imite ce procédé. En France, le sérum antidiphtérique, où qu'il se fabrique, est préparé suivant la méthode employée à l'Institut Pasteur, et l'on sait que un centimètre cube correspond à 100 unités antitoxiques.

diphtérie se produise, du moins voyons-nous le sérum de Roux agir comme la vaccine et la maladie revêtir alors un caractère particulièrement bénin.

L'*emploi* des injections préventives ne *dispense pas des mesures de désinfection habituelles*, non *plus que de l'isolement des malades*.

Il permet de donner à ces mesures une moins grande rigueur, de les organiser moins précipitamment et de limiter la durée de l'isolement du malade à la durée même de l'affection.

La désinfection nous paraît surtout indiquée moins pour le présent que pour éviter, quelques mois plus tard, l'éclosion de nouveaux cas par persistance du bacille de Lœffler.

Le moyen le plus efficace de hâter la disparition du bacille de la gorge des enfants qui en sont porteurs et de faire cesser rapidement chez eux leur état de contagieux, nous paraît résider dans *les grands lavages fréquents de la gorge* avec une solution antiseptique active : nous avons toujours vu l'eau oxygénée à 12 volumes donner des résultats aussi satisfaisants que rapides.

* * *

Telles sont, peut-être rapidement exposées, les considérations qu'il nous a paru intéressant de fournir sur les injections préventives de sérum antidiphtérique et sur leurs indications.

Elles ne nous ont été dictées que par l'observation des faits, et le très grand désir, en rendant hommage aux progrès de la science, de voir se généraliser l'application d'un procédé qui conserve à notre pays de si précieuses existences.

Nous serions heureux, et nos efforts trouveraient leur plus belle récompense, si nous avions pu, pour notre modeste part, contribuer à répandre chez nous la connaissance des moyens les plus prompts et les plus sûrs à combattre ce mal terrible. Alors peut-être aurions-nous fait œuvre utile et pourrions-nous penser à ces paroles de Cicéron : « *Homines ad deos nulla se propius accedunt quam salutem hominibus dando* ».

CONCLUSIONS

I. — Les injections préventives de sérum antidiphtérique constituent le moyen le plus efficace de prophylaxie.

II. — Ces injections n'entraînent aucun accident grave ; elles sont inoffensives.

III. — L'immunité qu'elles confèrent dure environ trois à quatre semaines.

IV. — Si des cas de diphtérie se produisent parfois en dépit d'elles, ils sont rares et d'une remarquable bénignité.

V. — La dose de sérum à injecter varie avec l'âge du sujet et suivant les circonstances.

VI. — Leur emploi s'impose dans les agglomérations.

VII. — Il s'impose dans les familles pauvres où un cas de diphtérie a été constaté, — et partout, en général, où les mesures d'hygiène et de prophylaxie sont illusoires,

Nous donnons ici les conclusions générales, chacun des cas spéciaux étudiés au cours de cet ouvrage étant suivi des indications particulières qui le concernent.

ainsi que chez les enfants présentant des affections chroniques de la gorge.

VIII. — Dans les pavillons des services spéciaux d'hôpitaux, il est indiqué, dès qu'un cas de diphtérie se produit, d'immuniser les enfants de la salle et de renouveler les inoculations toutes les trois semaines ; dans les pavillons de rougeole on augmentera la dose employée habituellement et l'on répétera les inoculations tous les quinze jours.

BIBLIOGRAPHIE

Annales de l'Institut Pasteur, 1888-1900.

Arloing. — De l'origine de la sérothérapie. *J. des praticiens*, 1er novembre 1895.

Ausset. — *Lyon médical*, 10 mars 1895.

Art médical. Valeur prophylactique, 1895, p. 206, 218, 290.

Barbier. — *Société de pédiatrie*, mardi 11 juin. *Soc. méd des hôp.*, 14 juin 1901.

Bayeux. — *La diphtérie.* Thèse Paris, 1899.

Béclère. — Étude expérimentale des accidents post-sérothérapiques *Bull. méd.*, 1895, LIX, et 1896, 15 août.

Bernardbeig. — *Complic. art. de la diphtérie.* Thèse Paris, 1894.

Bernheim (Samuel). — *Immunisation et sérumthérapie.* Paris, 1895.

Bouchard. — La théorie de l'immunité : sérothérapie et vaccin. *Rev. scient.*, 24 août 1896.

Brouardel, Gilbert et Girode. — *Traité de médecine et de thérapeutique*, t. I, art. de Grancher.

Bulletin général de thérapeutique, 1896, 30 mai.

Circulaire ministérielle, 13 mai 1901.

Chantemesse. — *Société méd. des hôpitaux*, 17 et 24 mai 1901.

Comby. — *Société de pédiatrie*, 11 juin 1901.

Dieulafoy. — *Manuel de pathologie interne*, t. II, art. « Diphtérie ».

Fernet. — *Rapport gén. sur les épidémies en 1898.*

Fleury, Reynaud et Chevallet. — Epidémie de diphtérie à l'orphelinat du Rez, près Saint-Etienne. *Congrès int. de 1900*, section d'hygiène.

Gillet (H.). — *La pratique de la sérothérapie.* Paris, 1895.

— *Société de médecine et de chirurgie pratiques*, 7 mars 1901.

Grancher, Comby et Marfan. — *Traité des mal. de l'enfance*, t. I.

Grasset. — A propos de l'action des sérums dans le traitement de la diphtérie. *Médecine infant.*, mai 1901.

Guinon et Rouffilange. — *Un cas d'angine membraneuse traité par le sérum de Roux. Mort avec anurie et convuls. urémiques.*

Guinon et Mathé. — Epidémie hospit. de diphtérie. Trait. préventif. *Société de pédiatrie*, 11 mars 1901.

Guinon et Voisin. — *Société méd. des hôpitaux*, 7 juin 1901.

Haushalter. — Sérothérapie de la diphtérie. *Sem. méd.*, 1896.

Hutinel. — *Revue des maladies de l'enfance*, oct. 1896.

— Accident de sérothérapie antidiphtérique. *Soc. méd. hôp.*, 7 fév. 1896.

Joussel. — Sérum antidiphtérique. Valeur prophylactique. *Art méd.*, 1895, p. 68, 88, 185, 246, 291, 336.

Landouzy. — *Les sérothérapies*, 1898.

Le Matin, n° du 14 mai 1901.

Lemoine. — Contagion de la diphtérie. *Prov. méd.*, 1893.

Lépine. — La sérothérapie de la diphtérie. *Sem. méd.*, 1894.

Martin (L.), de Paris. — Prophylaxie pratique de la diphtérie. *Bull. de la Soc. de méd. publ. et d'hyg. prof.*, XXII, 1899.

— Rapport présenté à l'*Académie de médecine* sur l'épidémie de diphtérie de Flaviac, 1898.

— Traitement et prophylaxie de la diphtérie. *Congrès internat. d'hygiène et de démographie*, 1900.

Moizard. — *Société de pédiatrie*, 11 juin 1901.

Moussous (A.). — De la réalité des accidents de la sérothérapie appliquée au traitement de la diphtérie. *Soc méd.*, 1895.

Netter et **Nattan-Larier.** — Emploi du sérum antidiphtérique à titre préventif dans un service de rougeoleux. *Congrès internat. de 1900*, p. 425, section de pédiatrie.

Netter. — *Société de pédiatrie*, 5 mai 1901, n° 5, et 11 juin, n° 6.

Paix. — *Sérum antidiphtérique.* Thèse Paris, 1895.

Perregaux. — *294 cas de diphtérie traités par le sérum de Roux.* Thèse Paris, 1894.

Roux. — *Congrès de Budapest*, 1894., t. II, p. 88.

Société de pédiatrie, n°s 3, 5, 6, année 1901.

Société médicale des hôpitaux, séances du 7 et du 14 juin 1901.

Sabatier. — *Diagnostic et traitement de la diphtérie.* Thèse, 1896.

Sevestre et **Méry.** — Accidents causés à la suite des injections de sérum de Roux. *Soc. méd. hôp.*, t. I, p. 31, 1896.

Sevestre. — Leçons sur la contagion de la diphtérie. *Prog. méd.*, 1890.

— *Congrès de Moscou*, 1897, t. III., s. 6, p. 224 et 232.

Traité de pathologie générale Charcot et Bouchard.

Ungauer. — *Accidents de la sérothérapie.* Thèse, 1896.

Variot. — Doit-on employer le sérum antidiphtérique comme procédé d'immunisation chez l'enfant ? *Journ. de clin. inf.*, 7 mars 1895.

— Quelques réflexions sur la statistique de la diphtérie traitée par la sérothérapie. *Journ. de clin. inf.*, 8 avril 1896.

— *La diphtérie et la sérumthérapie*, 1898.

Variot. — *Soc. méd. des hôp.*, 7 juin 1901.

Weill. — *De la valeur préventive du sérum antidiphtérique.* Thèse Paris, 1897.

Zlotowska (Mlle). — *Sérothérapie en général.* Thèse Paris, 1895.

Zolot-Nisky. — Ce que disent les adversaires de la sérothérapie. *Lyon médical*, 19 mai 1895.

Aaser (de Christiania). — Inj. prév. de sérum antidipht. *Forhandlinger i det medicinske selskab i Christiania*, 1895.

Adams (Washington). — *Archiv. of Pediatrics*, juin 1899, n° 6.

Allan. — Action prophylactique du sérum antidiphtérique. *Münch. med. Woch.*, 1899, n° 11.

Aronson. — Immunité contre la diphtérie par injections. *Berl. kl. W.*, 23, I, 93.

— Immunisation et essai curatif de la diphtérie au moyen de l'antitoxine. *Wiener klin. Woch.*, 1894, p. 1953, 2001, 2046.

Baginsky. — *Ueber Diphterie und difteritischen Croup*, Berlin, 1901.

Balp. — Condizione igieniche della provincia di Torino. Due epidemia de difterite in valle d'Aoste. *Riv. d'ig.*, 1900, p. 639.

Bandi. — *Ufficiale sanitario*, 1899.

Behring. — Question de l'immunisation de la diphtérie. *Deutsche med. Woch.*, 1894, p. 865-867.

— Du chemin parcouru et du but de la sérothérapie. *Deutsche med. Woch.*, 1895, n° 38.

Behring et Irlich. — De l'immunisation et de la guérison de la diphtérie. *Deutsche med. Woch.*, 1894, nos 16, 18, 20.

Belfanti. — Sul valore immunizante del siero antidifterite. *Atta. del R. Soc. it. d'ig.*, 26 avril 1896.

Biggs. — Le sérum comme prophylactique de la diphtérie. *Med. News*, 30 nov. 1896.

Bokaï. — *Deutsche med. Woch.*, 1895, n° 15.

Boldassari. — Contributio alla siero profilassi della difterite. *Giornale della R. Soc d'ig.*, XXII, p. 5, 1900.

Bordone-Uffreduzzi. — Contributio alla profilassi della difterite mediante le iniezioni di siero immunisante. *Riv. d'ig.*, 1898, p. 556.

Cfeldi. — Inoculation préventive de sérum antidiphtérique. Mort. *Pest. med. chir. Presse*, oct. 1896.

Cobbett. — *Edinburgh med. J.*, 1900, n° 6, p. 521.

Coggi. — Immunisation par la voie stomacale et rectale. *Riv. d'ig.*, Turin, 1897, p. 461.

Conti. — La diffensa contro la difterite colle iniezioni sieroprofilattiche. *Riv. d'ig.*, Turin, 1898, p. 369.

Concetti. — *Congrès de Moscou*, t. III, s. 6, p. 281.

Conti. — Nuove osservazioni sulla sierotherapia antidifterica. *Bull. d. R. Ac. med. di Roma*, 1896, VII.

Coues. — Resultats of the immunisation of fifty children at Saint-Mary's infant asilum, with the atitoxin of Diphteric. *Boston med. Journ.*, 1898, juillet, n° 36.

Demisch. — Epidémie de diphtérie de Kerzers. *Corresp. f. schw. Aerzte*, 1er juin 1899.

Engel-Bey. — Résultats de sérothérapie (une récidive). *Berl. kl. Woch.*, 1895, p. 37 à 41.

Ernst. — *Med. Record*, 20 juin 1896.

Feldt. — Injections préventives à l'hôpital Saint-Nicolas. *Bolnitsich. gaz. Botkina*, Saint-Pétersb., 1898, p. 1498.

Gabritschewsky. — Zur Prophylaxie der Diphterie. *Zeit. f. Hyg.*, XXXVI, 1901.

Gaskewitch. — *Congrès de Moscou*, 1897, t. III, s. 6, p. 211.

Gavrilescu. — *Bull. des méd. et nat. de Jassy*, 1898, p. 115-124.

Geister. — *Voix médicales pour et contre Behring*. Suttgart, 1895.

Gottstein. — *Etudes épidémiques*. Berlin, 1894.

— Sur des cas de mort (inj. proph.). *Therap. Mon.*, 1896, p. 269.

Haller. — Inj. de sérum antidipht. suivie de phén. graves. *Berl. kl. Woch.*, mars 1896.

Hilbert — Résultat des inoculations préventives et curatives de sérum antidipht. à la policlinique de Kœnigsberg. *Berl. kl. Woch.*, 20 nov. 1894.

Hlava et **Houl.** — Les sérums vaccinaux. *Wien. kl. Rundsch.*, 1896, n° 40.

Johanessen (de Christania). — Injections préventives de sérum antidiphtérique. *Congrès de Moscou*, 1897, t. III, s. 6, p. 275.

Kassovitz. — Etat actuel de la sérothérapie. *Wien. med. Woch.*, 1895, et *Wiener med. Woch.*, 1896, nos 21 à 23.

Klemperer. — Rapport entre immunité et guérison. *Berl. klin. Woch.*, mai 1892.

Kraft. — Injections préventives de sérum antidiphtérique. *Rev. méd. de la Suisse rom.*, juin 1897, p. 545.

Kraus (**Hugo**). — Injections prophylactiques d'enfants malade contre la diphtérie. *Prag. med. Woch.*, 1900, n° 19, p. 20.

Kober. — Présence de bacilles diphtériques sur la muqueuse buccale des individus sains. *Zeit. für Hyg.*, 1895.

Kurth. — Résultats de l'emploi généralisé du sérum antidiphtérique. *Deut. med. Woch.*, 1895, nos 27, 28, 29.

Löhr. — Valeur prophylactique du sérum antidiphtérique. *Jahrb. f. Kind.*, XLIII, 1897.

Lubarsch. — *Des injections préventives*, Vienne, 1892, p. 18.

Marenghi. — Emploi des injections préventives. *Congr. nat. d'hyg. Côme*, 30 sept. 1899.

Martin (de Genève). — Sérothérapie préventive. *Cong. Moscou*, 1897, t. III, s. 6. p. 275.

Massol.— Sérothérapie préventive. *Rev. méd. de la Suisse rom.*, juin 1897, p. 545.

Melenfeld. — Les immunisations de sérum antidiphtérique. *Bolnitsch. gaz. Botkina*, Saint-Pétersb., 1898, p. 1489.

Mentow. — Injections préventives dans le district de Voronesh. *Congrès de Moscou*, 1897, t. III, s. 6, p. 210.

Menzi. — Sérothérapie préventive. *Riv. d'ig.*, 1898, p. 550.

Mewius. — Epidémie d'Héligoland : succès des injections préventives. *Berl. klin. Woch.*, 15 oct. 1894.

Michalevitch. — Injections prophylactiques dans l'épidémie de Kelmenzi. *Congrès de Moscou*, 1897, t. III, s. 6, p. 211.

Minicis (de). — Immunisation contre la diphtérie par la voie stomacale ou rectale. *Rivista d'igiene*, 1897, p. 635.

Morax. — Sérothérapie préventive. *Rev. méd. de la Suisse rom.*, 20 juin 1897, p. 545.

Morrill. — Durée de l'immunité sérothérapique. Rareté des accidents. *Boston med. J.*, 3 mars 1898.

Mulert. — Résultats de l'immunisation préventive. *Deutsche med. Woch.*, 1898, n° 36.

Munn. — The preventive treatment of Diphteria. *Philad. med. J.*, 1899.

Northrup. — Treatment of Diphteria. *The med. News*, 1899, XXXIV, n° 17.

Pasani. — Una epidemia de difterite troncata colle siero profilassi. *Riv. d'ig. e san. pubbl.*, 1897, p. 506.

Peck. — Transmission de la diphtérie par des sujets sains. *Lancet*, 14 déc. 1896.

Polievktow. — Epidémie de diphtérie dans un internat de Moscou. Injections préventives. *Congr. Moscou*, 1897, t. III, s. 6, p. 210.

Rauchfuss. — Sérothérapie préventive. *Cong. Moscou*, 1897, t. III, s. 6. — *Archiv f. Kinderheil.*, 1899, vol. I, n° 11.

Richter. — Epidémie de diphtérie combattue à l'aide du sérum. *Deutsche med. Woch.*, 1895, n° 7, p. 115.

Rompiciano. — 3 cas d'accidents sérothérapiques. *Congrès de Moscou*, t. III, s. 6, p. 283.

Rosenbach. — *Dangers de la sérothérapie*. Berlin, 1894.

Rubens. — Immunisation de la diphtérie. *Deut. m. W.*, 1895, p. 758.

Samsonow. — *Congrès de Moscou*, 1897, t. III, p. 210 et suiv. (Podolie).

Scholkow. — *Id.* (Voronesh).

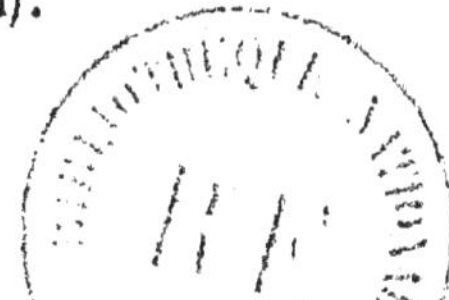

Schurmayer. — *Avenir du sérum.* Leipzig, 1895.
Schuler. — Injections préventives. *Allg. med. Zeitg.*, 1894, n° 88.
Simonetta. — A proposito della profilassi della difterite colle iniezioni preventive. *Rivista d'ig.*, 1897, p. 745.
Slawyck. — Ueber die Immunisirung kranker Kinder mit Behring Heilserum. *Deutsche med. Woch.*, 1898. 10 fév., n° 6. p. 85.
— Beitrag zur Serotherapie der Diphterie. *Die Therapie der Gegenwart*, 1899.
Smith (Andrew). — *Medical Record*, 20 juin 1896.
Smirnow. — Vaccination diphtérique. *Berl. kl. W.*, 1894, n° 30.
Spronck et **Wirtz** — De la sérothérapie et de la séroprophylaxie de la diphtérie en Hollande. *Nederl. Tijdschr. Geneesk.*, 26 sept. 1896.
Svjätlonsky. — *Congrès de Moscou*, 1897, t. III, s. 6 (Poltawa).
Tesjäkow. — Épidémie de diphtérie et mesures prises dans le gouvernement de Voronesh. *Cong. Moscou*, 1897, t. III, s. 6, p. 210.
Timoschok. — Communication au *Congrès de Moscou*, 1897, t. III, s. 6, p. 211.
Torday (Budapest). — Le sérum antidiphtérique à l'hôpital Stéphanie. *Deutsche med. Woch.*, 1895, p. 408.
Uspensky. — Injections préventives dans des familles. *Cong. de Moscou*, 1897, t. III, s. 6.
Venturi et **Medici.** — Di una epidemia difterica e del valore curativo e profilattico del siero Behring. *Il Pratico*, 1898, n° 8.
Violi. — Injections préventives de sérum antidiphtérique. *La Pediatria*, juin 1900, n° 6.
Wassermann. — De la disposition personnelle et de la prophylaxie de la diphtérie. *Zeitsch. f. Hygiene*, XIX, 1894, p 408 à 426.
Widerhofer (von). — Valeur prophylactique des injections préventives. *Sem. méd.*, 1895, p. 147 et nos 6 et 8.
Wolfram. — De l'état actuel de la sérothérapie. *Prog. med. Woch.*, 1895, p. 523.
Wyssotzky. — Valeur des injections de sérum antidiphtérique. *Congrès de Kazan.*

TABLE DES MATIÈRES

IMPRIMERIE A.-G. LEMALE, HAVRE

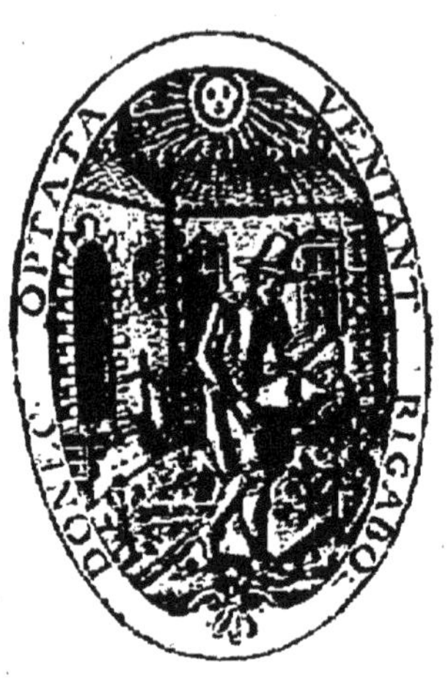

IMPRIMERIE A.-G. LEMALE, HAVRE

www.ingramcontent.com/pod-product-compliance
Ingram Content Group UK Ltd.
Pitfield, Milton Keynes, MK11 3LW, UK
UKHW021224230726
13926UKWH00003B/1223